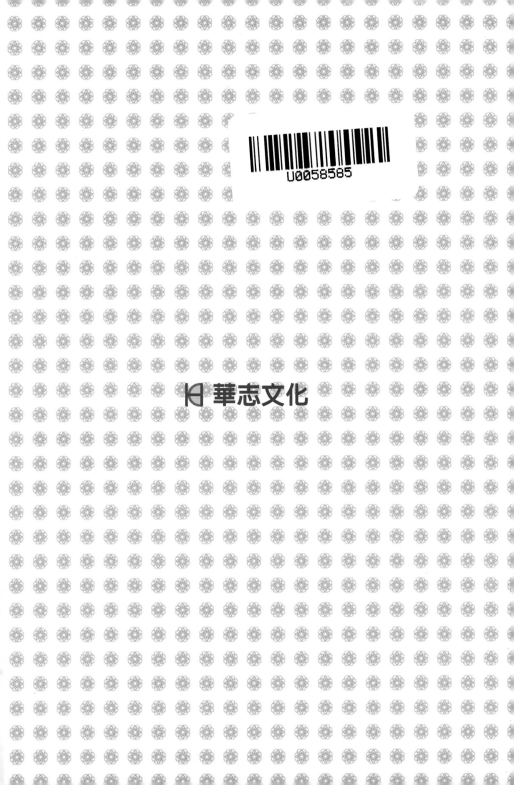

U0058585

華志文化

華志文化

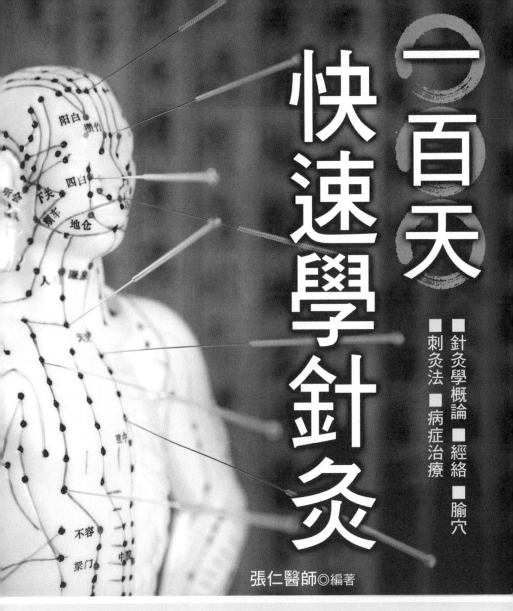

一百天快速學針灸

- 針灸學概論 ■經絡 ■腧穴
- 刺灸法 ■病症治療

張仁醫師◎編著

本系列書編排體例獨特、內容深入淺出、學習掌握容易、臨床實用易查，深受讀者的歡迎，大陸地區叢書銷量已超過**40**萬冊。

本書是一本中醫針灸普及性讀物，採用通俗的語言，向中醫愛好者介紹針灸知識和掌握針灸治病的經驗和訣竅。書中詳細介紹了151個臨床上使用頻率最高的腧穴及其各種針灸法，所載的56種針灸有效病證，經實驗反覆證明確實有效。

本書配以插圖和詳盡的操作說明，供讀者參考。

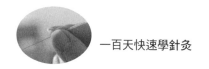

·內容簡介

　　《一百天快速學針灸》是一本中醫針灸普及性讀物，採用最通俗的語言和最簡潔的方式，向廣大中醫愛好者介紹針灸知識和掌握針灸治病的經驗和訣竅。書中詳細介紹了151個臨床上使用頻率最高的腧穴及其各種海內外公認的針灸法，所載的56種針灸有效病證，經實驗反覆證明確實有效。由於針灸學是一門直觀性和實驗性都很強的臨床醫學，所以我們在書中配以必要的插圖和詳盡的操作說明，供讀者在實驗中參考。

　　本叢書編排體例獨特、內容深入淺出、學習掌握容易、臨床實用易查，深受讀者的歡迎，反覆加印，叢書銷量已超過數十萬冊。

　　能為弘揚中華文化，宣傳推廣中醫藥學，普及相關醫藥學知識產生一定的作用，這是我們出版者最大的心願。

　　為了貫徹叢書的統一性，本書採用每週學習5天，共14週學完的方法。

» 序言(《一百天快速學針灸》)

1.「健體」：近10年來，針灸醫學在治療方法有很多創新，如針法上總結出了「靳三針」組穴法、灸法上推廣「熱敏灸」療法等操作簡便且療效明顯的新法；治療病種（又稱作疾病譜）上則在不斷擴大之中，據統計已超過530種，其中有不少療效確切、特色明顯的針灸優勢病種。我們將把這些成果作為新的營養注入本書，如在介紹上面這些新法的同時，增加了近年來發病率高的失眠、乾眼症、腸激躁綜合症等病症，使之與時俱進。

2.盡可能刪除非針灸優勢病種（如感冒、炎症之類傳統的傳染性和感染性疾病）和目前臨床上已經得到有效控制的某些病症（如百日咳、小兒麻痺後遺症等），去掉一些針灸效果還不太確切或治療起來對初學者有難度的病種（再生障礙性貧血之類），對每一病種的治療方法進行了精簡，著重選擇療效較確切而操作難度較低，適合於初學者的刺灸之法，並從原來每一病種三種或以上的治法縮減為兩種，以便讀者切實掌握而能真正應用於臨床。

⊙ **課程安排：**

本書課程是根據自學特點安排的。分為針灸學概論、經絡、腧穴、刺灸法和病症治療五大部分，每一部分中有若干單元，如病症治療中主要包括內科病症治療、外科病症治療、婦產科病症治療、兒科病症治療、眼耳鼻咽喉口腔科病症治療、皮膚科病症治療和針灸保健等單元，而每一單元又分若干節。讀者可每週學5天，機動2天，共學習14週左右，即100天。每一節學畢，佈置少量習題進行複習，以加深理解和記憶。

學習要求：

要達到本書所要求的學習效果，並非一蹴而就的易事，至少要做到以下幾條：

（1）循序漸進、前後呼應：

由於本書內容都是作者反覆篩選濃縮的結果，故學習時必須反覆領會，循序漸進，不可貪多。同時，因各節內容前後連貫，透過不斷反覆學習有助於深入掌握，所以在學習後面的知識時，又必須時時複習前面的內容，達到溫故而知新。

（2）密切結合臨床、學以致用：

針灸學是一門實驗性很強的臨床醫學學科，所以在學習本書的過程中，在條件許可的情況下，應盡可能多地結合臨床。有的要在人體上反覆實驗，如穴位位置的掌握；有的則要不斷練習，如針刺手法的操作；有的則要根據讀者的不同情況進行，如病症的治療。但要切實注意針刺安全。

（3）持之以恆：

針灸學是一門內容豐富精深而又十分嚴肅的學科，掌握它絕非一日之功，必須持之以恆，日積月累，切忌半途而廢。

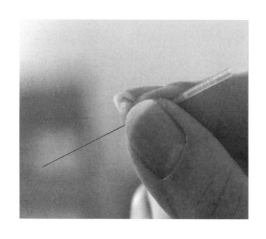

• 目錄

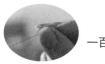

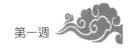

・第一週

1

一、古老而年輕的針灸醫學

　　針灸，是我們祖先對人類的突出貢獻之一。日常所說的針灸，實際上包含廣義與狹義兩種概念，狹義是指醫療方法，即針灸療法；廣義則指的是一門完整的學科。針灸療法是針灸學的組成部分。在針灸學的領域內，包括四門比較公認的分支學科，即經絡腧穴學、刺法灸法學、針灸治療學以及正在形成之中的實驗針灸學等。

⊙ 源遠流長的過去

> 　　針灸療法是針刺和艾灸兩種治療方法的合稱，據考證，它大約誕生於新石器時期（西元前8000年～西元前4000年）。從早期文獻看，所記載的以灸法為主，所以艾灸的應用可能比針刺為早。原始的針刺工具為砭石，砭石治病最初主要用於刺破膿瘍，進而作為刺絡放血之用。

　　戰國、秦至西漢，隨著鐵器的推廣應用，砭石逐漸被金屬醫針所取代，擴大了針刺的醫療實驗範圍。這一時期出現的《黃帝內經》，特別是其中的《靈樞》部分，是在以針灸為主的醫療實驗基礎上總結出來的醫學理論著作，它奠定了針灸學的基本理論。

　　從東漢到兩晉南北朝，針灸臨床醫學得到了較大的發展。如東漢末期的華佗，針灸取穴少而精，並很注意針感的傳導，著有《枕中灸刺經》（已佚）；名醫張仲景的《傷寒論》，提到針灸的條文有35條，提出用針灸預防、陽證宜針、陰證宜灸等重要觀點。尤其是魏晉時期著名醫家皇甫

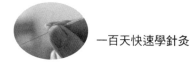

謐，撰成中國針灸史上第一部體系完整的針灸專著《針灸甲乙經》，對後世針灸學術發展影響很大。

隋唐時期，許多著名醫家都重視針灸的實驗和研究，如甄權、孫思邈等。孫思邈的《備急千金要方》和《千金翼方》廣泛收載了唐以前針灸治病的經驗，他還繪製過《明堂三人圖》，成為歷史上最早的彩色經絡腧穴圖，可惜已佚。王燾的《外台秘要》，則大量採錄了歷代灸法。唐代針灸已發展為一個專科，開始有專門的「針師」和「灸師」，在最高醫學學府唐太醫署中，針灸是所設的四個醫學專業之一。

宋金元時期，針灸醫學得以進一步的總結發展。北宋針灸家王惟一，於西元1026年撰成腧穴專著《銅人腧穴針灸圖經》，雕印刻碑，由朝廷頒行。在北宋政府支持下，他主持設計製作成兩具銅人模型，外面刻有經絡穴位，裡面放置臟腑器官，作為教學和考試針灸師之用。南宋針灸家王執中撰《針灸資生經》，不僅載述宋以前的針灸文獻，而且總結了本人的實驗經驗和民間經驗，使該書成為後世重要參考醫書之一。元代醫家滑壽，全面考訂經絡循行與穴位的聯繫，著成經絡專著《十四經發揮》，進一步發展了經絡理論。這一時期，尚有其他一些針灸專著問世，如《小兒明堂灸經》《備急灸法》《癰疽神秘灸經》及《針經指南》等。

明代，針灸學術發展進入高潮。出現了諸多名家，如明初的陳會、中期的凌雲、後期的楊繼洲等。其主要成就：一、是對前代的針灸文獻進行了廣泛的蒐集和整理，出現了許多綜合歷代針灸文獻的著作，諸如徐鳳的《針灸大全》、高武的《針灸聚英》和楊繼洲的《針灸大成》等。二、是針刺手法的研究更趨深入，在單式手法的基礎上形成數十種複式手法。僅《針灸大成·三衢楊氏補瀉篇》就載手法44種，內含複式手法24種。三、是灸法從用艾炷的燒灼灸法向用艾捲的溫熱灸法發展，14世紀開始出現艾捲灸，後來逐步又發展為加進某些藥物的「雷火神針」「太乙神針」等藥艾卷灸。四是對於歷代文獻中不屬於經穴的針灸部位，進行整理，在腧穴中列出奇穴（或稱經外奇穴）這個類別。

清代，由於醫者重藥而輕針，針灸逐漸轉入低潮。比較重要的針灸著作有廖鴻潤的《針灸集成》、吳謙等奉旨編撰的《醫宗金鑒·刺灸心法要訣》和李學川的《針灸逢源》等。其中《醫宗金鑒·刺灸心法要訣》，採用歌訣和插圖為主，頗切實用；《針灸逢源》，則是首本完整收載361個經穴的著作。西元1822年，清王朝以「針刺火灸，究非奉君之所宜」為理由，命令永遠停止太醫院針灸科，使針灸醫學趨於衰落。·

⊙ 不斷發展的近現代針灸學

近代，針灸主要在民間流傳。一批有膽識的針灸工作者，為保存和發展針灸學術，透過成立針灸學社，編印針灸書刊，開展函授教育等取得一定成效。其中以承淡安貢獻最為突出。在繼承傳統針灸的理論與經驗的同時，一些醫家還開始了用近代科學知識和技術提高針灸療效的嘗試。如劉鐘衡撰《中西匯參銅人圖說》（1899年），在針灸史上開創了匯通中西的先例。唐世丞等於1934年發表《電針學之研究》，為應用電針療法的開端。

在針灸臨床上，所有的中醫院和多數綜合性醫院都設有針灸科，並出現了針灸專科醫院。

在繼承發掘古代針灸學術的基礎上，應用現代科學的知識和方法，是中國現代針灸研究的主要特點。20世紀50年代前期，以整理針灸學基礎知識，觀察針灸適應症為主；50年代後期到60年代，較為廣泛地對一種病一種病進行臨床總結，推廣針刺麻醉的臨床應用，並開展實驗研究；70年代至80年代初，從外科手術學、麻醉學、神經生理學、心理學等多學科進行針刺鎮痛機制的研究，並且以研究循經感傳為契機，從不同角度研究經絡現象及實質，以及腧穴與針感、腧穴與臟腑相關等問題；從90年代至21世紀初，針灸醫學適應人類疾病譜變化的需求，不斷拓展臨床領域，正在從較為單一的以治療疾病為主轉向預防、治療、康復和保健為一體的現代臨床醫學。據統計，目前針灸病譜已達到500餘種。

針灸學術很早就在國際上傳播，早在西元6世紀，針灸已從中國傳到朝鮮和日本，並於16世紀向歐洲傳播。現代，隨著中國針灸學術對國際影響的擴大，其傳播速度不斷加快。20世紀50年代，中國曾幫助蘇聯和東歐國家的一些醫師學習針灸。自1975年起又與世界衛生組織合作，在北京、上海、南京舉辦國際針灸班，為許多國家培訓了大量針灸人才。進入21世紀後，世界上已經有140多個國家有了掌握針灸療法的醫務人員，不少國家還開展了針灸教學和科學研究，並取得成效。2010年，中醫針灸被列入世界非物質文化遺產優秀代表作名錄。

⊕ 每日練習

1．歷代有哪些重要的針灸著作？

2．明代針灸學有哪幾方面成就？

2

二、經絡及其分布

　　經絡，是經脈和絡脈的總稱，「經」，原來的意思指縱絲（直線）；「絡」指的是網；脈，則指血管。經絡就是人體中運行氣血的大小通路，大的主幹稱經脈，小的分支稱絡脈。

　　經絡學說就是從經絡的角度闡述人體各部分之間聯繫及其互相影響的一門學問。有關經絡的記載最早可見於春秋戰國時期的帛書《經脈》。二千多年來經絡學說一直指導著針灸臨床實驗，現代它已成為研究的一個重點。

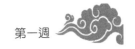

⊙ 經絡系統概述

> 人體中的經絡是一個完整的系統，稱為經絡系統，它包括主體、內屬和外連三大部分（圖1）。

主體	1.經脈	十二經脈、十二經別和奇經八脈構成。
	2.絡脈	15條大絡，及孫絡、血洛、浮絡組成
內屬	臟腑	
外連	12經筋、12皮部	

圖1經絡系統表格圖

主體部分，分經脈和絡脈兩類。經脈由十二經脈（亦稱十二正經）、十二經別和奇經八脈構成。經脈系統的內屬部分為臟腑，主要和十二經脈連屬。臟腑分陰陽，臟為陰，腑為陽。陰經各連屬於臟，陽經各連屬於腑。十二經脈是整個經絡系統的核心，這十二條經脈的名稱是：

☆ 手太陰肺經、手少陰心經、手厥陰心包經，統稱手三陰；

☆ 手太陽小腸經、手少陽三焦經、手陽明大腸經，統稱手三陽；

☆ 足太陰脾經、足少陰腎經、足厥陰肝經，統稱足三陰；

☆ 足太陽膀胱經、足少陽膽經和足陽明胃經，統稱足三陽。

另外，儘管陰經屬於臟，陽經屬於腑，但兩者之間在內臟又有相互聯繫，具體表現為：屬於臟的聯絡於腑，屬於腑的聯絡於臟，如手太陰經屬於肺，它又和與肺互為表裡的大腸相聯絡。這稱為「相合」關係。

十二經別是十二經脈的別行部分，它是十二經脈在胸、腹及頭部的重要支脈，每一經脈分出一支經別，經別的名稱和它所出的經脈相同，如手太陰經別、足陽明經別等。

奇經八脈，奇經是相對正經而言，因有八條，所以稱八脈，它們分別為任脈、督脈、沖脈、帶脈、陽蹺脈、陰蹺脈、陽維脈和陰維脈。它們主要對其餘經脈產生統率、聯絡以及調節氣血盛衰的作用。

主體的另一部分為絡脈，它是十二經脈在四肢部及軀幹前、後、側的重要支脈，具有溝通表裡和滲灌氣血的作用。絡脈一共有十五條，除十二經脈在四肢部各分出一絡外，尚有軀幹部的任脈絡（身體的前面）、督脈絡（身體的後面）及脾之大絡（身體的側面），故統稱十五絡脈。這裡應該說明的是，絡脈和經別雖然都是十二經脈的重要分支，且都有加強表裡經之間聯繫的作用，但有明顯的區別：　經別著重加強經脈與身體內部的聯繫，沒有所屬的穴位；絡脈主要加強經脈在肌表的聯繫，且每一絡脈均有各所屬的一個穴位，稱為絡穴。十五絡為絡脈的主要部分，尚有更細的分支，叫做孫絡、浮絡和血絡等。

　　經脈系統的外連部分包括十二經筋和十二皮部。十二經筋的命名和十二經脈相一致，如手太陰經筋、足陽明經筋等。分布部位也基本沿著十二經脈在體表外行部分分布，但經筋也有自己的特點：首先，它都是從四肢末梢上達軀幹或頭面部；其次，它呈條帶狀，有聚散的特點，即在關節部位聚結，在肌肉豐滿處擴散；其三，經筋和臟腑不發生直接聯繫。在功能上，它也和經脈有所不同，經筋不營運氣血，主要是聯絡骨節，使機體運動強勁有力。十二皮部是十二經脈在皮膚的相應區域，它作為十二經脈的體表分區，其範圍大致屬於該經絡分布的部位，但又有區別，一般而言，經脈呈線狀分布，絡脈呈網狀分布，而皮部則是面的劃分。皮部的命名較為複雜，這裡從略。由於皮部是經絡系統最周邊的部分，經絡或臟腑的疾患往往都先反映在其所統轄的皮部分區上。

⊙ **經絡作用簡介**

　　經絡系統在生理功能和病理變化等方面，都產生十分重要的作用，主要表現在以下各方面。

　　（1）**溝通表裡，貫穿上下**：經絡系統將全身各個部位的組織器官聯繫成一個統一而協調的整體。經絡內屬外連，縱橫交錯，透過多種通路和方式把臟腑與體表、體表與體表、臟腑與臟腑緊密相連，使機體各部分保持著相互協調、相互制約的平衡關係，維持著人體的完整與統一。

（2）**運行氣血，濡養全身**：氣血是維持人體生命活動的最基本物質，氣血的運送輸布只有透過經絡才能完成。

（3）**傳導作用**：經絡對於病邪侵襲和針灸刺激具有傳導作用。由於經絡是體表和內臟、內臟和內臟之間的聯絡通道，故病邪入侵時可從體表經由此通道進入臟腑，也可由某一臟或腑傳入另一臟或腑。同樣道理，針灸等治療資訊，也可經由經絡傳導到有關的部位或臟腑，而發揮它調節機體的功能。

⊙ **經絡研究概況**

經絡從發現至今已超過2000年，但經絡到底存不存在？如果存在，那麼到底是什麼？這些問題一直困擾著歷代針灸工作者。為了闡明經絡現象的客觀性以及它的本質，自二十世紀50年代，特別是70年代以來已經做了大量工作。經絡的現代研究，整體來說，是圍繞下列三方面開展的。

（1）**研究經絡的循行規律**：就是研究經絡在體表分布的路線。一種是透過刺激穴位，研究主觀感覺到的針感在體表的傳導線路；另一種是用物理或化學的方法客觀地顯示經脈循行線路，包括檢測皮膚電特性、溫度變化、冷發光、聲資訊以及用放射性核素、螢光素進行研究等。

（2）**研究經絡的聯繫規律**：就是研究經絡是不是一條溝通內外的通道。這方面包括內臟病變反映於體表，即內反映於外的聯繫；刺激體表作用於內臟，即外作用於內的聯繫。曾經進行過體表壓痛點（或敏感點）及其與內臟的聯繫，針灸作用傳導途徑等多方面研究。

（3）**研究經絡的形態學基礎**：也就是用現代醫學的解剖學、組織學等方法，研究到底存在不存在特殊的經絡組織結構。

透過中國和世界上不少針灸研究工作者的努力，已基本肯定經絡現象是存在的，但是經絡的實質是什麼，目前還沒有完全弄清。國家對經絡研究予以極大的重視，曾列為國家攀登計畫課題，相信經絡這一千古之謎在不久的將來肯定會被揭開。

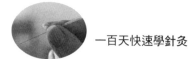
⊕ 每日練習

1・試述經絡系統的組成。

2・經絡的作用如何？

3

三、腧穴的基本內容

腧穴，一般稱為穴位，又叫做孔穴、穴道、空穴、隧穴等。腧，原來寫作「輸」，「輸」有輸送傳導的意思；穴當孔隙講，意思是臟腑經絡之氣輸注的部位。腧穴從屬於經絡，是針刺、艾灸等各類刺激方法的作用點。大量臨床實驗和科學研究證實，腧穴是人體表面的一組特殊區域，它具有反映內部病痛、傳導治療資訊的多方面功能，它和體內的臟腑器官有著密切而廣泛的聯繫。因此，熟悉腧穴的基本內容，掌握常用腧穴，是學習針灸學的基本要求之一。

腧穴是古代和現代的針灸家在長期的醫療實驗中陸續發現的，逐步由少至多。成書於2000多年前的帛書《五十二病方》中，僅載有少數幾個用於灸治的穴位，到《黃帝內經》，已有100餘個。在魏晉時代皇甫謐編撰的《針灸甲乙經》中，穴名發展到了349個。以後速度放慢，至清代《針灸逢源》所收十四經經穴穴名為361個，這個數字一直保持到了今天。

⊙ **腧穴的分類**

> 腧穴一般可分為三類：經穴、經外穴和阿是穴。

（1）**經穴**：又稱十四經穴，指歸屬於十二經脈和任脈、督脈的穴

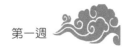

位，如上所說，總穴名為361個。這是腧穴中的主要部分。

（2）**經外穴**：它包括兩種，一種是古籍中記載的經外奇穴或稱奇穴，這些穴位或者因為位置分散，或者因為其療效還沒有得到全面肯定，而尚未被歸屬到十四經脈中去。奇，這裡有「奇零」即零散的意思。實際上，經外奇穴在得到進一步驗證之後，也常常被補充到經穴中去。如膏肓俞、風市等穴，在唐代《備急千金要方》一書中還被列為奇穴，後世的針灸醫籍則因它們效果確切而歸入經穴中。另一種稱為新穴，它們是近現代中國和世界上的一些針灸工作者總結出來的。經外穴即奇穴和新穴的統稱。經外穴數量十分龐大，有的書籍收載的經外穴穴名達1500餘個之多。目前，國際通行的標準經外穴為48個。

（3）**阿是穴**：除了定位明確並有一定名稱的經穴和經外穴外，臨床上可根據壓痛點或反應點來取穴，這類穴位統稱阿是穴。阿是穴的提法最早見於唐朝，它的原意是：當醫生按壓檢查病體，碰到某一敏感區域，病人會情不自禁地發出「啊」的一聲，並說就是這裡，所以稱為「阿是」。它還稱為天應穴或不定穴。

經穴、經外穴、阿是穴三者是互相聯繫的。首先在腧穴的發展過程中，阿是穴可發展為經外穴，經外穴則可發展為經穴。現在臨床上十分常用的經外穴闌尾穴、膽囊穴，是根據壓痛點即阿是穴總結出來的。其次，在治療上，三者常常相輔相成。如急性腰扭傷，在取穴時，往往涉及這三類穴位。

⊙ **腧穴的命名**

> 無論經穴或經外穴都有規定的名稱。早期，腧穴往往沒有名稱，即使有也較混亂。隨著臨床的需要逐步進行統一和規範化。每個腧穴的名稱，都不是隨便命名的，而是有一定涵義。其中多數是根據腧穴位置特點或功能特點命名的。

據位置特點命名的，有直接據穴位所在的解剖部位命名，如前頂、後

頂、囟會、大椎、巨骨、完骨等；有據體表形態採用象形法命名，如膝前部如牛犢的鼻孔，而稱該穴為犢鼻，另有鳩尾、魚際、伏兔等。

　　從功能特點命名的，有將水流比擬氣血，命之為氣海、血海、太溪、湧泉等；有以主治特性而名，如風池、風府、啞門、光明、迎香等。

　　當然，穴名命名的涵義還要大得多，這裡僅是列舉少量例子，我們將在介紹每一穴位時作詳細說明。

⊙　腧穴的基本功能

　　腧穴是經脈上的點，它從屬於經絡，透過經絡系統與體內的臟腑和有關部位發生聯繫。腧穴的基本功能有以下兩點。

　　（1）**反映病痛：**在疾病的情況下，腧穴有反映病痛的功能。主要表現為感覺、色澤和形態的異常，如穴區壓痛、痠楚、硬結、隆起、鬆陷或充血等。如膽石症病人，多在天宗穴有明顯壓痛；胃下垂病人常在足三里處出現條索狀物，中脘處可觸摸到結節等。現代的一些針灸工作者，還應用了穴位溫度測定、電學測定、光學測定等法，以進一步探索腧穴與臟腑及其疾病的關係。

　　（2）**接受刺激：**針灸對人體的刺激，都是透過腧穴來實現它的治療作用的。這是由於腧穴具有接受刺激，並透過經絡傳導感應和調整虛實、平衡陰陽的作用之故。針刺穴位時所出現痠、脹、重、麻等得氣感應，正是穴位接受刺激的一種反應。現代大量的觀察和研究證明，針刺穴位所產生的對機體的調整作用是多方面的，除了對神經系統功能有明顯影響外，還對內分泌、免疫、消化、心血管、排泄、生殖等系統的功能都有調節作用。

⊙　腧穴的定位方法

　　取準穴位是針灸獲得療效的基本要求之一，因此掌握正確的定位方法（圖2）十分重要。目前臨床上常用的有下列幾種方法。

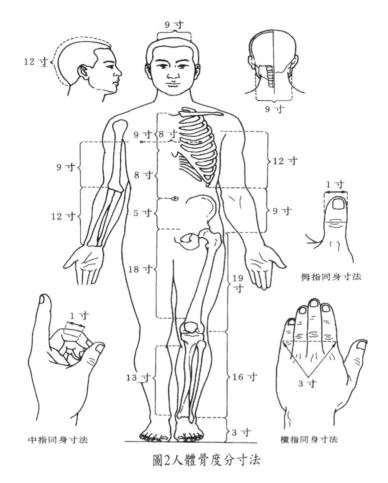

圖2人體骨度分寸法

（1）**骨度分寸法**（圖2）：稱骨度法。「骨度」的名稱見於《靈樞·骨度》。它是以骨節為主要標誌測量周身各部位的長度和寬度，並按它的比例折算成尺寸作為定穴標準的一種方法。以下為常用的幾個骨度尺寸，需熟記。

①頭部：前髮際至後髮際折算為12寸；兩顴骨乳突或兩髮角之間折算為9寸。

②胸背腰腹部：兩肩胛骨脊柱緣之間折算為6寸，兩骶髂關

節折算為3寸；兩乳頭或鎖骨中點之間折算為8寸；胸骨下角至臍中折算為8寸；臍中至恥骨聯合上方折算為5寸。

③四肢部：上臂腋橫紋至肘橫紋折算為9寸，前臂肘橫紋至腕橫紋折算為12寸。大腿部臀橫紋至膕橫紋折算為19寸；小腿部膕橫紋中點（或膝眼）至平外踝高處折算為16寸。

（2）體表標誌法：就是利用身體表面的各種標誌作為定位依據。可分固定標誌和活動標誌兩類。固定標誌主要指五官、毛髮、爪甲、乳頭、臍窩以及骨節突起或凹陷、肌肉隆起等為取穴標誌。如鼻尖取素 、兩眉中間取印堂、兩乳之間取膻中等。活動標誌是利用關節、肌肉、皮膚等隨著運動而出現的孔隙、凹陷、皺紋等作為取穴的標誌。如屈肘時在外側皺紋端定曲池，咬肌隆起處定頰車，耳門穴當張口出現空陷處取穴等。

（3）手指比量法（圖2）：又稱為指寸法或同身寸法。它採用手指比量取穴。正常人的手指與身體其他部分有著一定比例的關係，所以採用病人本人手指某一段長度或寬度為標準單位，即「同於人身之尺寸也」（《類經圖翼》），所以稱為同身寸。一般有以下幾種。手指比量法應用較為便利，但取穴準確性較差，因此必須在骨度分寸規定的基礎上使用。

①中指同身寸：以病人中指屈曲時，中節內側兩端紋頭之間為1寸。這種方法適宜於四肢及脊背作橫寸折算。

②拇指同身寸：即以拇指指關節之橫度作為1寸。可用於以1寸為間隔的取穴。

③橫指同身寸：又稱一夫法，古代稱食、中、無名、小指相並為一夫。即以中指第二節為準，將四指併合的橫度作為3寸。本法多用於下肢、下腹部及背部的橫寸折算。

④簡便取穴法：這是從臨床中總結出來的一種簡便易行的方法，如勞宮穴，手半握拳，以中指的指尖切壓在掌心的第一橫紋上，就是該穴；風市穴，病人兩手臂自然下垂，於股外側中指尖到達處就是本穴等。在下面穴位定位中，我們將盡量介

紹此類方法。

⊙ 特定穴簡介

> 特定穴是十四經脈中具有特殊治療作用，並有特定稱號的腧穴。包括肘、膝關節以下的五輸穴、原穴、絡穴、郄穴、八脈交會穴、下合穴；胸腹、背腰部募穴、背俞穴，在四肢軀幹部的八會穴以及全身的交會穴。現作簡單介紹。

（1）**五輸穴**：是十二經脈在肘膝關節以下各具有的五個重要腧穴，分別稱為井穴、滎穴、輸穴、經穴、合穴。之所以稱為井、滎、輸、經、合，意指經氣自四肢末端向上活動，如水流一樣由小到大，由淺入深。經氣初出，像水的源頭，所以稱「井」，井穴多在肢端爪甲的旁邊；經氣稍盛，如水成微流，所以稱為「滎」，滎穴多在掌指或蹠趾關節之前；經氣漸盛，如較大的水流灌注，所以稱為「輸」，輸穴多在掌指或蹠趾關節之後；經氣充盛，像水流長行，所以稱為「經」，經穴多位於腕踝關節以上；經氣會聚深入，宛如水流匯合歸入湖海，所以稱為「合」，合穴多在肘膝關節附近。

五輸穴治療疾病各有自己特點：井穴有開竅醒神的作用，常用於神志昏迷等病症；滎穴能清泄邪熱，多被用於熱性病；輸穴可用於發作性疾病及關節腫痛；經穴多治喘息咳嗽和咽喉病；合穴可用於腸胃等腑的病症。現代在治療的病種上則有較大的拓展。

具體的五輸穴名稱和作用，我們將在以後介紹每一穴位時予以說明。其他的特定穴亦如此。

（2）**下合穴**：上面提合穴是五輸穴中最後的一個穴位，位於肘、膝關節附近。其中大腸經、小腸經和三焦經，在其上肢本經上本來都有一個合穴，但它們在下肢的足三陽經上又各有一個合穴，為作區別，將它們稱作下合穴。下合穴共六個，即除了上述三穴外，還包括足三陽經的三個合穴。下合穴的分布，在足陽明胃經上有三個，即胃經的足三里、大腸經的上巨虛和小腸經的下巨虛；足太陽膀胱經上有兩個，即膀胱經的委中和三

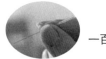

焦經的委陽；足少陽膽經即為原來的合穴陽陵泉。下合穴治療的病症和合穴一樣是以治本腑的病症為主，如大腸病多用上巨虛，小腹痛則常取下巨虛，委陽可治三焦氣化失常的癃閉（尿瀦留）等。

（3）**原穴**：十二經脈在腕、踝關節附近各有一個重要的經穴，稱為原穴。「原」含有本原、原氣的意思。原氣，又稱為元氣、真氣。原氣是先天之精化生，而又得到後天之精氣不斷滋養的生命活動的原動力。原穴則是臟腑原氣經過和留止的部位。它常常被作為本經的代表穴。原穴共12個。

在主治上，原穴不僅有祛邪作用，也有補虛扶正的作用。所以凡臟腑有病，都可取用相應的原穴來治療。如咳嗽、氣喘可取肺經的原穴太淵；腸鳴、泄瀉可取脾經原穴太白等。

（4）**絡穴**：

絡脈在經脈分出部位各有一個腧穴，稱為絡穴。其中十二經脈各有一個絡穴，都位於肘膝關節以下，另有任脈的絡穴鳩尾，位於胸骨劍突下；督脈之絡穴長強，位於尾骶部；脾之大絡大包穴，位於脅（側胸）部。共15個。

由於絡脈具有加強十二經脈中表裡經之間聯繫的作用，故絡穴不僅能夠治療本經的病，也能治療其表經或裡經的病。如手太陰經的絡穴列缺，既可以治療肺經（即本經）的咳嗽、喘息，又可以治療手陽明大腸經（即肺經的表經）的齒痛、頭項疾患等病（因大腸經循行經過頭項、牙齒等部位，因此這些病都被歸入大腸經的疾病）。此外，根據中醫理論「初病在經，久病入絡」，意思是剛得病時，病變多在經脈；病程長之後，病變就進入絡脈了。所以多種因內傷引起的慢性病，可選有關絡穴治療。

（5）**郄穴**：郄，意思指氣血深聚的空隙處。郄穴共有16個。除十二經脈各有一個外，奇經八脈中的陰蹻脈、陽蹻脈、陰維脈、陽維脈都各有一個。其中，陰蹻脈郄穴為足少陰經的交信穴，陽蹻脈郄穴為足太陽經的跗陽穴，陰維脈的郄穴為足少陰經的築賓穴，陽維脈的郄穴為足少陽經的

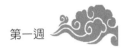

陽交穴。郄穴都分布在四肢,除胃經的郄穴梁丘外,其餘均在肘膝關節之下。

　　臨床上常用郄穴治療本經循行部位及所屬臟腑的急性病症。從古代文獻看,陰經郄穴多治療血證,如吐血、鼻出血、咯血、急性功能性子宮出血等;陽經郄穴多治急性疼痛。現代,還常常透過按壓郄穴檢查內臟的病症,被作為協助診斷之用。

　　(6)**俞募穴**:俞募穴是俞穴和募穴的總稱。俞穴均位於背腰部,所以又稱背俞穴;募穴均位於胸腹部,所以又稱腹募穴。俞,在古代和輸、腧通用,這裡作輸送注入講,俞穴即指是臟腑經氣輸注於背腰部的腧穴,表明俞穴與臟腑有著直接的聯繫。募,原意為募集,引申為結集,募穴是臟腑經氣結聚於胸腹部的腧穴。俞穴和募穴都是12個。俞穴的名稱,除心包為厥陰俞外,其餘都用臟腑名命名,如肺俞、心俞、脾俞、胃俞、三焦俞等。

　　主治上,因俞募都是臟腑經脈之氣所輸注的部位,均可治療相應臟腑的疾病,但兩者的主治作用又各有特點。古人認為,背俞穴偏於治療陰性病症,腹募穴偏於主治陽性病症。現代還發現,當臟腑器官發生病變時,在相應的俞、募穴上可以表現出某些異常的變化,如皮膚變色、凹陷、突起,按壓有結節、條索狀、半球狀物,或伴有壓痛等。近年,還有以穴位溫度、紅外成像技術等為客觀指標研究俞募穴的。

　　(7)**八會穴**:八會穴指臟、腑、氣、血、筋、脈、骨、髓等精氣所會聚的八個穴位,它們分別是臟會章門、腑會中脘、氣會膻中、血會膈俞、筋會陽陵泉、脈會太淵、骨會大杼、髓會絕骨。

　　八會穴分別具有主治臟、腑、筋、骨、髓、血、脈、氣八類疾病的作用。如章門主治腹脹、脇痛、痞塊等多種臟病;中脘主治胃痛、腸鳴、嘔吐、黃疸等各種腑病;陽陵泉主治下肢癱瘓、麻木、拘攣等筋病;膈俞治療各種血證等。

　　(8)**八脈交會穴**:八脈交會穴是指奇經八脈與十二正經脈氣相通的

八個腧穴,又稱交經八穴。交,有交通的含義;會,指匯合、聚會。交會穴是指兩條或兩條以上的經脈相互交通、會合。八個交會穴均在肘膝關節之下,分別是:公孫、內關、足臨泣、外關、後溪、申脈、列缺、照海。其中脾經公孫與沖脈交通,心包經內關與陰維脈交通,兩者同會於胃、心、胸部位;小腸經後溪與督脈交通,膀胱經申脈與陽蹺脈交通,共同會於目內眥、肩胛部位;肺經列缺穴與任脈交通,腎經照海穴與陰蹺脈交通,共同會於咽喉、肺、胸膈部位。

在臨床應用上,由於奇經八脈與十二正經的經氣以八穴相通,所以此八穴既能治奇經病又能治正經病。如公孫能治脾經病,又能治沖脈病;內關既能治心包經病,又能治陰維脈病等。特別是,臨床上常將八穴分為四對,上下配合以提高治療效果。其中以公孫配內關治胸、心、肝、脾、胃病,列缺配照海治胸、咽喉、肺、膈、肝、腎病,後溪配申脈治目內眥、耳、項頸、肩胛、腰背病,外關配足臨泣治目外眥、耳後、頰、頸、肩、脇肋病。

除上述特定穴外,尚有交會穴,即兩經或數經相交會的腧穴,涉及面較廣,這裡從略。

⊕ 每日練習

1‧腧穴一般可分為哪三類?試述四種腧穴定位法。

2‧特定穴包括哪些?

$$\underline{\underline{4}}$$

四、十四經脈的分布

在經絡系統中，經脈線上具有本經腧穴的只有十二條正經和兩條奇經，即任脈和督脈。奇經八脈的其他六脈上，只有和他經相交會的交會穴，本身並沒有穴。十五絡脈上儘管有和每一條絡脈相維繫的絡穴，但一般也被歸屬於各條相應的正經上。所以臨床上講得最多的是十四經脈。這也是我們介紹的重點。

⊙ **分布概況**

前面提到經脈是溝通身體內外的通道，所以分為體內和體表兩部分，體內部分和所屬臟腑相聯繫，體表部分則布有所屬穴位，亦稱有穴通路，是經脈的主要部分。一般經穴圖和經穴模型所表示的經脈線實際上都是指它的有穴通路，即體表部分。因此，必須弄清它們的分布情況。

（1）**任脈和督脈**：分別位人體的正中線上，上面以口為界，下面以肛門為界，任脈自會陰至腹、胸到下嘴唇，督脈由上齒齦經面、頭、背、腰，直達骶尾部。

督脈和任脈互相溝通，並與十二經脈也有密切聯繫，但在循行方式上和十二經脈不同，它們對十二經脈產生統率、聯合和調節氣血盛衰的作

一百天快速學針灸

用。其中，督脈統率所有的陽經，稱為總督諸陽的陽經之海；任脈則管理所有的陰經，稱為總任諸陰的陰脈之海。

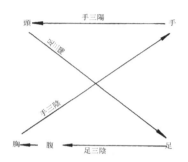

圖3:十二經脈走向和交接規律示意圖

（2）**十二經脈的分布**：略微複雜些，但也有規律可循，陰經屬臟，行於四肢的內側；陽經屬腑，行於四肢外側。走向和交接規律是：手三陰，從胸走手；手三陽，從手走頭；足三陽，從頭走足；足三陰，從足走腹（胸）。如此就構成了一個「陰陽相貫，如環無端」的循行徑路（圖3、圖4）。

陽主表、陰主裡。由其經脈互為絡屬，以構成表裡關係。即：手太陰肺經與手陽明大腸經相表裡，手厥陰心包經與手少陽三焦經相表裡，手少陰心經與手太陽小腸經相表裡，足太陰脾經與足陽明胃經相表裡，足厥陰肝經與足少陽膽經相表裡，足少陰腎經與足太陽膀胱經相表裡。

十二經脈中的氣血運行是迴圈無端的。即從手太陰肺經開始，依次傳至足厥陰肝經，再傳至手太陰肺經，首尾相接，迴圈貫注。其流注次序見圖4。

在掌握這一循行路線時，要瞭解以下兩個特點。

①十二經脈的循行，都是先在手表裡二經中循行，再到足表裡二經，再到手表裡二經，反覆循行。如手太陰肺經和手陽明大腸經是一裡一表的表裡經，足陽明胃經和足太陰脾經是一表一裡的表裡經等，依此類推。

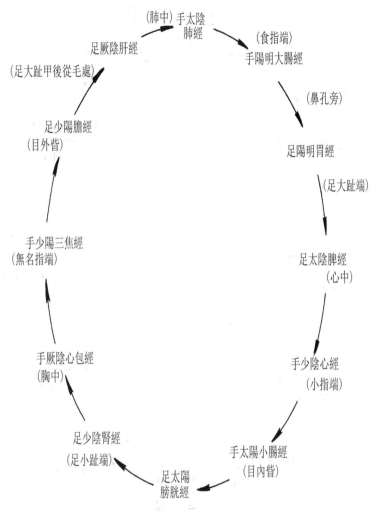

圖4:十二經脈流注次序圖

②十二經脈的走行方向，總的原則是手三陰經一律從胸走行至手，手三陽經一律從手走行至頭，足三陽經一律從頭走行至足，足三陰經一律從足走行至腹。如手太陰肺經是從胸走手，手陽明大腸經是由手走頭，足陽明胃經由頭走足，足太陰脾經又由足走至胸，這剛好也形成了一個小循環

圈，知道這一點，也有助於理解為什麼十二經脈循行要按這樣一條路線。

⊙ 手三陰經脈

> 手三陰經分布在上肢的內側（屈側）及胸部，靠大指一邊為手太陰經，靠小指一邊為手少陰經，中間為手厥陰經。與手三陽經相接：手太陰肺經與手陽明大腸經，手少陰心經和手太陽小腸經，手厥陰心包經與手少陽三焦經均有氣血流注關係和表裡相合的關係。下面具體介紹每一經脈的。

（1）手太陰肺經（圖5）：

①體表部分：胸部→上臂內側→肘內→前臂內側→寸口（橈動脈搏動處）→大魚際部→大指的末端。②內行部分：起始於中焦胃部，向下散絡大腸，回過來沿著胃上口，穿過膈肌，屬於肺臟。

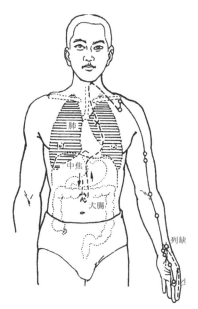

圖5手太陰肺經

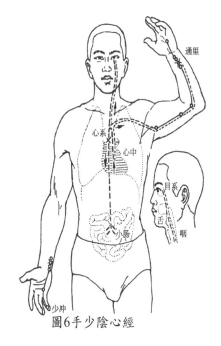

圖6手少陰心經

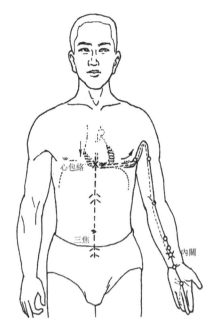

圖7手厥陰心包經

（2）**手少陰心經**（圖6）：

①體表部分：腋下→上臂內側後緣→肘內後部→前臂內側後緣→掌後腕豆骨部進入掌內後邊→沿小指的橈側出於末端。

②內行部分：起始於心中，出來屬於心臟的繫帶（與他臟相連的組織），下過膈肌，散絡於小腸。

（3）**手厥陰心包經**（圖7）：

①體表部分：脇部（腋下三寸處）→腋下→上臂內側→肘內中間→前臂，走兩筋（橈側腕屈肌腱與掌長肌腱）之間→掌中→沿中指橈側出於末端。

②內行部分：起始於胸中，淺出屬於心包，透過膈肌，經歷胸部、上腹和下腹，散絡於上、中、下焦。

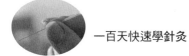

⊙ 手三陽經脈

> 手三陽經分布在上肢的外側（伸側）及頭面部。前邊起於次指的稱為手陽明經，後邊起於小指的稱為手太陽經，中指起於無名指的稱手少陽經。經脈氣血的運行按「從手走頭」，下接足三陽經。手三陽經與足三陽經有氣血流注關係而與手三陰經之間表裡相合。

（1）手陽明大腸經（圖8）：

①體表部分：從食指末端起始→食指橈側緣→出第一、二掌骨間→兩筋（拇長伸肌腱和拇短伸肌腱）之間→前臂橈側→肘外側→上臂外側前邊→肩峰部前邊→缺盆部→面頰→下齒槽→夾口旁，交會人中部→左邊的向右，右邊的向左，上夾鼻孔旁。

②內行部分：缺盆部從體表部分分出，下入缺盆，散絡肺，透過橫膈，屬於大腸。

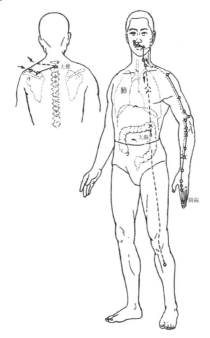

圖8手陽明大腸經

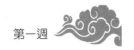

（2）**手太陽小腸經**（圖9）：

①**體表部分**：始於小指外側末端→手掌尺側→腕部→尺骨小頭部→沿尺骨下邊→肘內側（肱骨內上髁和尺骨鷹嘴之間）→沿上臂外後側→肩關節部，繞肩胛交會肩上→缺盆→頸旁→面頰→外眼角→耳中。

②**內行部分**：缺盆從體表部分分出，散絡於心，沿食道，過膈肌，屬於小腸。

（3）**手少陽三焦經**（圖10）：

①**體表部分**：起始於無名指末端→沿手背，出於前臂伸側兩骨（尺骨、橈骨）之間→過肘尖→上臂外側→肩部→缺盆→後頂→耳後→耳上方→彎向面頰，至眼下。另一支自耳後→耳中，出走耳前→交面頰→外眼角。

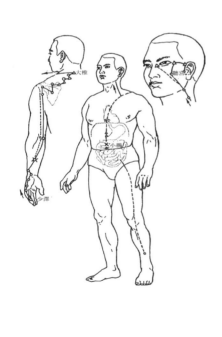

圖9手太陽小腸經

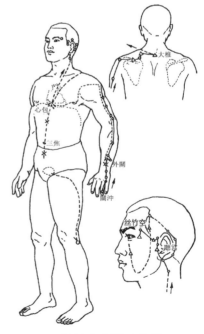

圖10手少陽三焦經

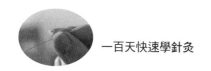

②**內行部分**：缺盆，分布於縱隔中（膻中），散絡於心包，透過膈肌，廣泛屬於上、中、下焦。

⊕ **每日練習**

1．十二經脈循行有何特點？

2．試述手三陰經和手三陽經的體表循行線路。

5

⊙ **足三陽經脈**

足三陽經脈分布在頭、身及下肢外側，靠前邊的到達第二足趾，稱足陽明經；靠後邊的到達足小趾，稱足太陽經；靠側邊的到達第四足趾，稱足少陽經。經脈中氣血運行按「從頭走足」方向，上接手三陽，下接足三陰。足三陽經中，足陽明胃經與足太陰脾經、足太陽膀胱經與足少陰腎經、足少陽膽經與足少陰腎經之間有氣血流注關係和表裡相合關係。

（1）**足陽明胃經**（圖11）：

①**體表部分**：起始於鼻旁→交會於鼻根中→鼻外側→上齒槽中→夾口旁環繞口唇→沿下頜出面動脈部（大迎）→下頜角→上耳前→顴弓→沿髮際→額顱中部。另一支：面動脈部（大迎）→頸動脈部→喉嚨→缺盆（鎖骨上窩部）→乳中→夾臍兩旁→氣街→經髖關節前→股四頭肌隆起處→膝髕中→脛骨外側→足背→中趾內側趾縫→出次趾末端。

②**內行部分**：入缺盆（鎖骨上窩部）透過膈肌，屬於胃，散絡於脾。

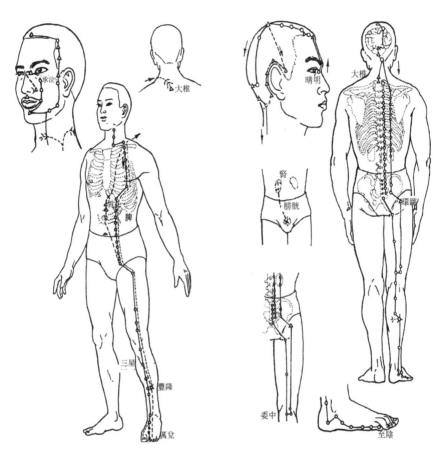

圖11足陽明胃經　　　　　圖12足太陽膀胱經

（2）足太陽膀胱經（圖12）：

①體表部分：起始於內眼角→額部→交會於頭頂→項部→肩胛內側→夾脊旁→腰中→臀部→膕窩。另一支：肩胛內緣→肩胛→背部外側→髖關節→膕窩→腓腸肌部→外踝後方→第五蹠骨粗隆→小趾外側。

②內行部分：腰中入內，絡於腎，屬於膀胱。

（3）足少陽膽經（圖13）：

①體表部分：起始於外眼角→到額角→耳後→頸旁→肩上→缺

盆→腋下→沿胸側，過季肋→髖關節部→大腿外側→膝外側→腓骨頭
前→腓骨下段→外踝之前→沿足背進入第四趾外側。另一支：耳後→
耳中→耳前→外眼角後。

②內行部分：進入缺盆，向胸中透過膈肌散絡於肝，屬膽。

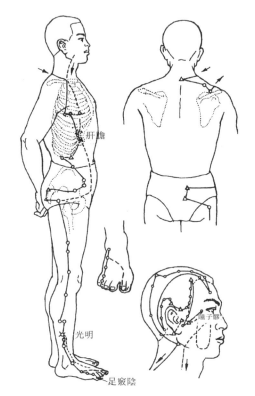

圖13足少陽膽經

⊙ 足三陰經脈

足三陰經脈分布在下肢的內側以及胸腹部。起於大趾內側的稱
足太陰經脈，起於小趾下經過足心的稱為足少陰經，起於大趾之上
又行於兩者之間的稱為足厥陰經。經脈的氣血運行按「從足走腹」

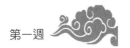

方向，上接足三陽經，下接手三陰經。足太陰脾經與手少陰心經，足少陰腎經與手厥陰心包經，足厥陰肝經與手太陰肺經之間有氣血流注的關係，足三陰經與足三陽經之間則有表裡相合關係。

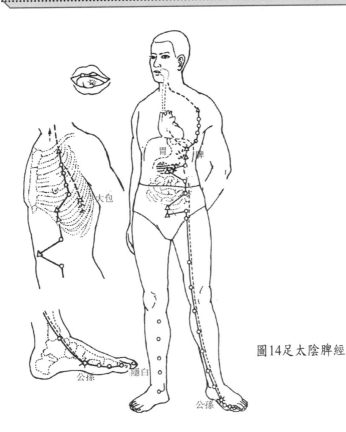

圖14足太陰脾經

（1）足太陰脾經（圖14）：

①**體表部分**：起始於大趾末端→沿大趾內側赤白肉際→經核骨（第一蹠骨小頭）後→內踝前邊→小腿內側→沿脛骨後→膝股內側前邊→腹部→胸部，夾食道旁。

②內行部分：進入腹部，屬於脾，散絡於胃，透過膈肌，連舌根，散佈舌下。

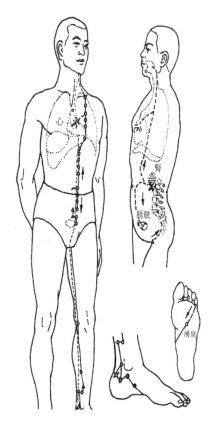

圖15足少陰腎經

（2）足少陰腎經（圖15）：

①體表部分：起始於小趾下邊→斜行向足心→出舟骨粗隆下→沿內踝後，分支進入腳跟中→小腿內→出膕窩內側→大腿內後側→腹部→胸部。

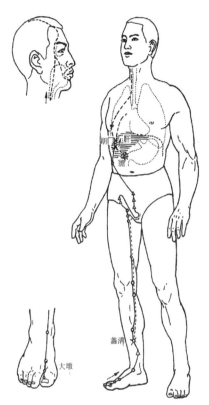

圖16足厥陰肝經

②**內行部分**：從大腿內後側通向脊柱內，屬於腎，散絡膀胱。從腎向上，透過肝、膈，進入肺中，沿著喉嚨，夾舌根旁。

（3）**足厥陰肝經**（圖16）：

①**體表部分**：起始於大趾背毫毛部→沿著足背上離內踝一寸處→小腿內側，於內踝上八寸處交出足太陰脾經之後→膕內側→大腿內側→進入陰毛中，環繞陰部→腹部→脅肋部。

②**內行部分**：進入小腹，夾胃旁邊，屬於肝，散絡於膽，過膈肌，沿氣管向上，進入頏顙（喉頭及鼻咽部），連接目系（眼與腦的聯繫），上頭頂，交會於督脈。

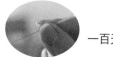

⊙ 奇經八脈

　　奇經八脈是指正經以外「別道奇行」的八條經脈。奇經八脈的名稱首由《難經》提出，但早在《內經》中即有記載。八脈之間不像十二經脈那樣表裡相合；氣血順經脈流注，但亦互相溝通，並對十二經脈產生統率、聯合和調節氣血盛衰的作用。八脈之中，只有任、督脈具有本經脈所屬的穴位，故這裡僅討論此二脈的分布情況；其餘六脈（沖脈、帶脈、陰蹻脈、陽蹻脈、陰維脈、陽維脈）略而不論。

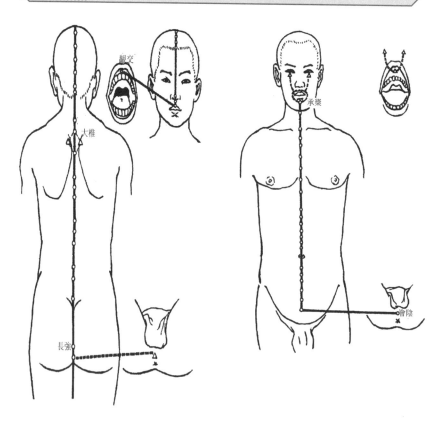

圖17督脈　　　　　　　　　　　　　　圖18任脈

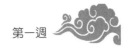

（1）督脈（圖17）：

①體表部分：出於會陰部尾骨端→沿脊柱上行→項後→頭頂→循額正中線至鼻柱→上齒齦。

②內行部分：較為複雜，共分三支。第一支，與沖、任脈同起胞中，貫通脊內，屬於腎；第二支，從小腹內直上貫通臍窩，向上貫心，過咽喉，環繞口唇，至兩目下中央；第三支，起於目內眥，交巔頂，入絡於腦，下行進入脊柱兩側肌肉，與腎臟相聯絡。

（2）任脈（圖18）：

①體表部分：起始於會陰部→向上至陰毛處→沿腹部→胸部→咽喉→下頜→口旁。

②內行部分：起於胞中，循背脊裡面上行背部正中。

⊕ 每日練習

1．試簡述足三陽經和足三陰經的體表循行路線。

2．任督脈分布有何特點？

• 第二週

1

五、必須熟悉的腧穴

從今天開始學習掌握具體的穴位。在361個經穴中，經電腦軟體對20世紀80年代以來的5700餘篇臨床文獻統計，發現使用頻率最高的穴位約120個，較高的120個，較低的121個。現根據這一結果並結合筆者長期臨床經驗，精選經穴135個，同時收錄經外穴16個，一併介紹給讀者。為了使讀者在較短時間內熟悉掌握這些穴位，對定位這一關鍵問題，儘量介紹一些能迅速定準穴位的方法。

⊙ 手太陰肺經穴

（1）尺澤（合穴）

【名稱釋義】：

「尺」為屍（人）與乙（曲肘之形象）合字，指前臂部。「澤」指淺水低凹處。這是根據它的位置特點命名的。

【取穴方法】：

微屈肘，在肘橫紋上，肱二頭肌腱的橈側凹陷處，即凸起的肌腱外側取穴。

【刺灸方法】：

直刺深0.5～1寸，局部痠脹感，或有電麻感向前臂放散。艾條溫灸5～15分鐘。

@主治病症：咳嗽、哮喘、扁桃體炎、支氣管炎、肘臂疼痛麻木。

☆注意要點：本穴不宜施直接瘢痕灸法。

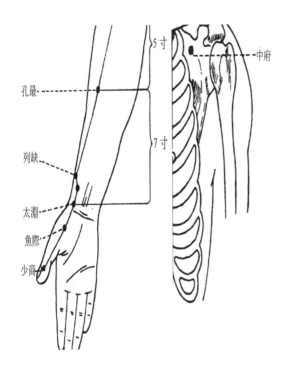

圖19手太陰肺經穴

（2）孔最（郤穴）

【名稱釋義】：「孔」，指孔穴；「最」，是極或聚的意思。本穴是郤穴，為氣血深聚之孔穴，故名。

【取穴方法】：在前臂掌面橈側，太淵與尺澤的連線上，腕橫紋上7寸。

【刺灸方法】：直刺1～1.5寸，局部痠脹為主，有時可向前臂放射。艾炷灸3～7壯，或艾條灸5～15分鐘。

@主治病症：咯血、咳嗽、哮喘、扁桃體炎。

☆注意要點：除針刺艾灸外，本穴以皮膚針叩刺，用中等量刺激，對咯血有較好效果。

（3）列缺（絡穴）

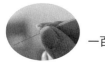

【名稱釋義】：「列」，分解；「缺」，破裂。因為該穴是手太陰經的絡穴，由此分別走入手陽明經；而其部位又在兩條肌腱（肱橈肌腱與拇長展肌腱）之間，有如裂隙，故名。另外，列缺古代又指閃電，閃電的形狀，好像裂隙。

【取穴方法】：有兩法。

①側掌，在前臂橈側緣，橈骨莖突上方，腕橫紋上1.5寸。

②病人兩手虎口相交，一手食（示）指壓在另一手的橈骨莖突上，當指尖端的凹陷中即為穴區。

【刺灸方法】：向肘部斜刺或向腕部平刺，深0.5～1寸，局部痠脹，有時針感向肘關節方向放射。溫灸5～15分鐘。

@主治病症：咳嗽、哮喘、頭痛。

☆注意要點：針刺時注意避開動脈；本穴不宜施直接瘢痕灸。

（4）太淵（原穴，脈會）

【名稱釋義】：「太」，大的意思；「淵」，指水深處。本穴為手太陰經的原穴，又是八脈交會穴之脈會，當寸口動脈處，血氣旺盛，博大而深，所以用此名。

【取穴方法】：仰掌，在腕掌側橫紋橈側上，橈動脈搏動處取穴。

【刺灸方法】：直刺0.3～0.5寸，局部痠脹感。艾條溫灸5～10分鐘。

@主治病症：咳嗽、哮喘、咽喉痛、咯血。

☆注意要點：本穴針刺時要注意避開橈動脈；不宜施直接灸。

（5）魚際（滎穴）

【名稱釋義】：「魚」是指拇指掌部肌群隆起形如魚肚腹；「際」，邊緣。穴在肌群隆起部之邊緣，故名。

【取穴方法】：仰掌，在手拇指本節（第一掌指關節）後，約當第一掌骨中點橈側，赤白肉際處取穴。

【刺灸方法】：直刺0.5寸，或微向掌心方向刺入0.5～1寸，局部痠

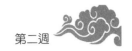

脹。艾條溫灸3～5分鐘。

@主治病症：哮喘、咳嗽、咽乾咽痛、嬰幼兒腹瀉。

☆注意要點：本穴不宜施直接灸

（6）少商（井穴）

【名稱釋義】：「少」，小的意思；「商」，為五音（宮、商、角、徵、羽）之一。據《內經》載，肺音為商。本穴為手太陰肺經的井穴，脈氣初出十分細小。故名。

【取穴方法】：在手拇指末節橈側，距指甲角0.1寸處取穴。

【刺灸方法】：刺法有兩種。

①斜刺：向上進針0.1～0.2寸，局部疼痛為主。②三稜針或粗毫針點刺出血。艾條溫灸1～3分鐘。

@主治病症：發熱、咽喉腫痛、咳喘、氣喘。

（7）本經小結

☆取穴要點：骨邊、筋邊取穴。骨邊：指橈骨尺側邊取孔最穴。筋邊：指肱二頭肌腱的橈側。肘橫紋上取尺澤穴。

☆主治重點：咳嗽、喘喘及咽喉病症。

⊕ 每日練習

1．試述上述七穴的取穴方法。

2．比較上述七穴主治病症的異同。

2

⊙ 手少陰心經穴

（1）極泉

【名稱釋義】：盡頭稱為「極」，這裡指深凹處；「泉」，指水始出的地方。手少陰心經起自心中，由本穴出體表，好似泉水湧出，又為腋窩深凹之處，故名。

【取穴方法】：上臂外展，曝露腋窩，在其中間，當腋動脈搏動處取穴。

【刺灸方法】：上臂外展，直刺0.5～1.5寸。局部痠脹，或有電麻感放射至指尖。

@主治病症：肩關節周圍炎、中風偏癱、心痛。

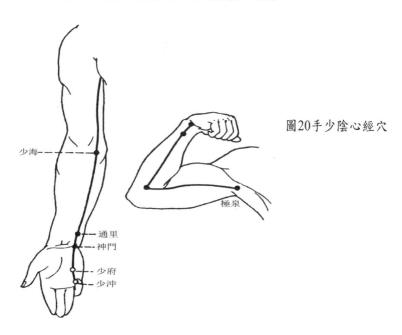

圖20手少陰心經穴

☆注意要點：針刺時應避開腋動脈。為了達到針感向指尖放射的要求，宜在腋動脈略前方刺入。但須注意，當出現電麻感後不可亂搗猛刺以免損傷神經。本穴一般不用灸法。

（2）少海（合穴）

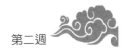

【名稱釋義】：「少」，指手少陰經；「海」，為百川之彙聚處，因本穴是合穴，為脈氣彙聚之處，所以比喻為海。

【取穴方法】：屈肘，在肘橫紋內側端與肱骨內上髁連線的中點處。

【刺灸方法】：直刺或向下方斜刺0.5～1.5寸，局部痠脹或有電麻感向前臂放射。艾條溫灸5～15分鐘。

@主治病症：心區痛、精神分裂症、淋巴結炎、前臂麻木疼痛。

☆注意要點：本穴不宜直接灸。

（3）通里（絡穴）

【名稱釋義】：「通」，指通路；「里」，指裡外之里。穴為手少陰經之絡穴，絡脈從本穴分出走向手太陽經，而其支脈循本經迴圈心中入裡，所以稱為通里。

【取穴方法】：在前臂掌側，仰掌，腕橫紋上1寸，尺側屈腕肌腱橈側凹陷處。

【刺灸方法】：直刺，深0.3～0.5寸，局部痠脹，或有痠麻感沿尺側上下傳導。可溫灸。

@主治病症：心律失常、心區痛、神經衰弱、癔症。

☆注意要點：本穴不宜直接灸。

（4）神門（原穴）

【名稱釋義】：「神」，神明，心藏神；「門」，門戶。本穴為心經之原穴，乃神明所出入之門戶，故名。

【取穴方法】：仰掌，在腕部，腕橫紋尺側端，尺側腕屈肌腱的橈側凹陷處取穴。

【刺灸方法】：有兩法。①直刺，稍偏向尺側，深0.3～0.5寸，局部痠脹，或有電麻感向指端放散。②平刺（向肘關節方向）0.5～1寸，局部脹重。溫灸5～10分鐘。

@主治病症：失眠健忘、癡呆、心悸、癔症、精神分裂症。

☆注意要點：本穴不宜直接灸。直刺時如出現電麻感應調換針尖方向，不可反覆搗刺。

（5）本經小結

【取穴要點】：紋頭、筋邊、指尖。紋頭：屈肘橫紋的尺側紋頭取少海穴；筋邊：前臂、尺側腕屈肌腱的橈側邊取神門、通里，二穴相距1寸；指尖：仰掌屈小指，指尖所指處為少府。

【主治重點】：本經以心胸病和神志病為治療重點。

⊕ 每日練習

1・試述少海、通里、神門的取穴方法。

2・在今天學的穴位中，哪些穴位可用刺血法？

3・上述穴位中，哪幾穴最適用於治療心臟疾患？

3

⊙ 手厥陰心包經穴

（1）曲澤（合穴）

【名稱釋義】：「曲」，屈曲，指肘彎處；「澤」，水歸聚的地方。意思是這一穴位較「池」（手陽明經曲池穴）淺而面積較廣，所以稱曲澤。

【取穴方法】：仰掌，肘部微微彎曲，在肘橫紋上，肱二頭肌腱的尺側緣取穴。

【刺灸方法】：直刺，深0.5～0.8寸，局部痠脹，可有電麻感傳向手指。亦可以三稜針刺血。溫灸5～10分鐘。

@主治病症：心區痛、心悸、急性腸胃炎、肘臂疼痛麻木、中暑。

☆注意要點：本穴一般不宜直接灸；針刺時應避開動脈。刺血主要用於急性腸胃炎、中暑等急性病症。

（2）郄門（郄穴）

【名稱釋義】：「郄」，指空隙，這裡又指該穴為郄穴；「門」，指神氣出入之處，故名。

【取穴方法】：仰掌，在前臂掌側，當曲澤與大陵的連線上，腕橫紋直上5寸，在兩肌腱（掌長肌腱與橈側腕屈肌腱）之間取穴。

【刺灸方法】：直刺0.8～1.2寸，局部痠脹感，可有電麻感放射至指端。灸3～5壯或溫灸10～15分鐘。

主治病症：冠心病心絞痛、心律失常、癲狂。

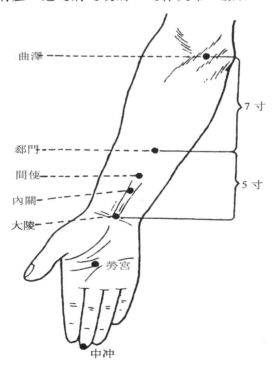

圖21手厥陰心包經穴

（3）間使（經穴）

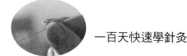

【名稱釋義】：「間」，間隙，此指兩筋之間；「使」，出使，臣使。本穴屬於心包經，心包絡為心的臣使。所以稱為間使。

【取穴方法】：仰掌，在前臂掌側，當曲澤與大陵的連線上，腕橫紋上3寸，在兩肌腱（掌側肌腱和橈側腕屈肌腱）之間取穴。

【刺灸方法】：直刺0.8～1.2寸，感應為局部痠脹或麻脹向指端放散；斜刺向上，略偏往橈側，進針1～1.5寸，針感可向肘關節或腋部傳導。艾條溫灸5～10分鐘。

@主治病症：冠心病心絞痛、心律失常、精神分裂症、　症、瘧疾。

☆注意要點：斜向上刺，主要用於治療心絞痛或心律失常，可採用反覆的小幅度捻轉提插，促使針感向上傳導。本穴一般不用直接灸。

（4）內關（絡穴；八脈交會穴之一，通於陰維脈）

【名稱釋義】：「內」，指內側，因為穴位居於前臂屈側面，即內側面，與外關穴相對，所以稱為內；「關」，指出入要地。因本穴擅長治療內臟病，所以稱為內關。

【取穴方法】：仰掌，在前臂掌側，當曲澤與大陵的連線上，腕橫紋上2寸，在兩肌腱（掌長肌腱與橈側腕屈肌腱）間取穴。

【刺灸方法】：有三種針刺法。①直刺：0.8～1.5寸，可透向對側外關穴，局部痠脹，痠麻感可向指端放散。②斜刺：針尖向上（朝肘關節）進針1.5～2寸，麻脹感有時可擴散至肘、腋及側胸部。③淺刺：針尖略偏向橈側，進針0.3～0.5寸，有電麻感向指端放射。艾條溫灸5～15分鐘。

@主治病症：冠心病心絞痛、心律失常、心肌梗死、嘔吐、高血壓、休克、膈肌痙攣、胃痛、上肢疼痛麻木癱瘓。

☆注意要點：在治療心臟疾病及膈肌痙攣、嘔吐等疾病時，宜針尖向上斜刺，並保使針感上傳；在治療上肢疼痛麻木癱瘓時，宜淺刺，引導出電擊針感，但注意不可反覆搗刺，以出現2～3下為宜，以免因刺激過

強，損傷正中神經，遺留麻木等不適感覺。

（5）大陵（原穴）

【名稱釋義】：「大」，高大之意；「陵」，丘陵。該穴在腕骨隆起處後方，其隆起處似高大的丘陵，故名大陵。

【取穴方法】：仰掌，在腕橫紋的中點處，當兩條肌腱（掌長肌腱與橈側腕屈肌腱）之間取穴。

【刺灸方法】：直刺0.3～0.5寸，局部脹痛感，有時向指尖放散。亦可略向下斜刺，刺入腕管內，針感同上。艾條溫灸5～15分鐘。

@主治病症：心區痛、精神分裂症、手指麻痛。

☆注意要點：大陵穴針刺時疼痛較明顯，故進針要快，且不可過深，以免傷及神經。

（6）勞宮（滎穴）

【名稱釋義】：「勞」，勞動；「宮」，指宮殿，這裡指掌心為心神所居的地方。當手勞動屈指，中指尖所指即為本穴，所以名為勞宮。

【取穴方法】：有兩法。①在手掌心，當第二、第三掌骨之間偏於第三掌骨的掌中橫紋處。②握拳屈指時中指尖所指處即為本穴。以此法較為簡便實用。

【刺灸方法】：直刺0.3～0.8寸，局部脹痛感。艾條溫灸5～10分鐘。

@主治病症：中風昏迷、小兒驚厥、口腔炎、癔症。

☆注意要點：本穴針刺時較痛，宜先向病人作解釋，並作指切後快速進針。不宜直接灸。

（7）中沖（井穴）

【名稱釋義】：「中」，指中指；「沖」，與少沖的「沖」意義相似。穴位在中指端，所以名中沖。

【取穴方法】：在手中指末節尖端中央取穴。

【刺灸方法】：直刺0.1～0.2寸，或用三稜針點刺出血。

@主治病症：中風昏迷、小兒驚厥，中暑、暈厥。

☆注意要點：本穴針刺較痛，一般用於急症，刺激宜強，大多不留針。禁用直接灸。

（8）本經小結

【取穴要點】：筋邊、筋間、指尖。筋邊：是指肘部，肱二頭肌腱的尺側，肘橫紋上取曲澤穴。筋間：是指二肌腱（掌長肌腱與橈側腕屈肌腱）之間取郤門、間使、內關、大陵。指尖：指中指尖，握拳時，中指尖端所指處為勞宮；而中指尖端為中沖穴。

@主治重點：本經穴主要用於治療心胸疾病和神志疾病。

⊕ 每日練習

1・間使、內關、大陵取穴有何特點？

2・比較今天所介紹的經脈穴位的主治特點。

4

⊙ 手陽明大腸經穴

（1）商陽（井穴）

【名稱釋義】：「商」，五音之一，意思和少商的「商」相類似，因為大腸經和肺經相表裡；「陽」，本穴在少商穴的外側，又屬於陽經的穴位，所以稱陽。

【取穴方法】：在手食指末節橈側，距指甲角0.1寸處取穴。

刺灸方法：直刺0.1～0.2寸，或點刺出血。

@主治病症：中風昏迷、咽喉腫痛、牙痛、暈厥。

☆注意要點：同中沖穴（見本書第30頁）。

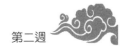

（2）二間（滎穴）

【名稱釋義】：「二」，指此穴為本經的第二個穴位；「間」，間隙，因穴位在隙陷處，所以稱二間。

【取穴方法】：微握拳，在手食指本節（即第二掌指關節）前，橈側凹陷處。約在食指指掌橫紋端。

【刺灸方法】：直刺0.2～0.3寸，局部脹痛。艾條溫灸5～15分鐘。

@主治病症：咽喉腫痛、牙痛、鼻出血。

☆注意要點：針刺時，宜令病人微握拳，進針宜快，刺激可略強。

（3）合谷（原穴）

【名稱釋義】：「合」，會合；「谷」，山谷。因該穴在拇、食（示）指相合，形如山谷之中間，故稱合谷。

【取穴方法】：有三法。①在手背，第一、第二掌骨間，當第二掌骨橈側的中點處。②拇食二指合併，虎口部隆起最高點為穴。③以一手的拇指掌指關節橫紋，放在另一手的拇、食指的指蹼緣上，屈指當拇指尖所指處即是合谷。

【刺灸方法】：針刺法有三種。①直刺：深0.8～1.2寸，局部痠脹感，有時可向指端放散。②透刺：向勞宮或後溪穴方向進針，2～3寸，針感為手掌有麻脹感或向指尖放散。③斜刺：針尖向上，沿第二掌骨骨膜刺入，進針1～1.5寸，可有痠脹感向上擴散，有時可上達肘、肩關節。艾炷灸3～5壯，或艾條溫灸10～15分鐘。

@主治病症：感冒、面神經麻痺、中風偏癱、頭痛、牙痛、三叉神經痛、扁桃體炎。

☆注意要點：①取穴時，以第一法最為準確，後面兩法較為簡便，可互相參照。②針刺時，手宜呈半握拳狀，注意防止刺傷動脈或主要的靜脈，深透時更須避免刺及掌深動脈弓。如刺破背側淺筋膜內的頭靜脈屬支，可形成局部血腫，當損傷主要動脈時，往往因出血過多，而引起手部肌肉攣縮且發生畸形。穴位注射不當或電針刺激過強也可引起手部肌肉攣

縮，特別是小兒病人，更易發生，讀者應謹慎從事。

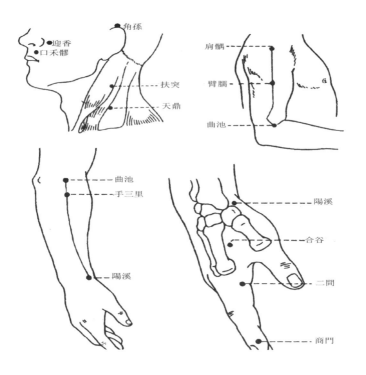

圖22手陽明大腸經穴

（4）陽溪（經穴）

【名稱釋義】：「陽」，陰陽的陽，該穴在手背屬陽；「溪」，山溪，穴在筋骨之間的凹陷處，類似山間小溪，故稱為陽溪。

【取穴方法】：在腕背橫紋橈側，手拇指向上翹起時，在二肌腱（拇短伸肌腱與拇長伸肌腱）之間的凹陷中取穴。

【刺灸方法】：直刺，進針0.5～1寸，局部痠脹。艾炷灸3～5壯，艾條溫灸10～15分鐘。

@主治病症：頭痛、牙痛、腱鞘炎、急性結膜炎。

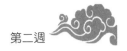

（5）手三里

【名稱釋義】：「里」，此作「寸」解釋。因為該穴在手部，又在肘端（肱骨外上髁）下三寸處，故名手三里。

【取穴方法】：在前臂背面橈側，陽溪和曲池的連線上，肘橫紋下2寸。

【刺灸方法】：直刺，深1.2～2寸，局部痠脹，有時針感可擴散至前臂、指端。艾炷灸3～7壯，艾條溫灸10～15分鐘。

@主治病症：中風偏癱、肘臂痛、潰瘍病。

☆注意要點：本穴除治療局部病症（肘臂部癱瘓、疼痛等）外，尚可治療腹部病症，但一般作為輔穴，須加配主穴。

（6）曲池（合穴）

【名稱釋義】：「曲」，屈曲；「池」，水池。屈曲肘部，橫紋端處出現凹陷，形似淺淺的水池，所以稱為曲池。池，尚有另外一個涵義，因本穴為手陽明大腸經的合穴，係氣血匯合之處，似水流匯入池中。

【取穴方法】：有兩法。①屈肘部，在尺澤穴與肱骨外上髁連線中點取穴。②屈肘部，在肘橫紋橈側端凹陷處取穴。

【刺灸方法】：有三種刺法。①直刺：令病人屈肘，針尖略斜向肘關節的內屈面，深0.8～1.2寸，局部痠脹，並可有電麻感放散至指端。②透刺：屈肘，直刺透至少海穴，進針2～2.5寸，局部強烈痠脹感，有時針感可上達肩部，下至手指。③斜刺：針尖略斜向肩部，進針1.5～2寸，局部痠脹，針感可上達肩部。艾炷灸5～7壯，艾條灸10～15分鐘。

@主治病症：中風偏癱、高熱、蕁麻疹、感冒、高血壓、肱骨外上髁炎、扁桃體炎。

☆注意要點：取穴以第二法較簡便，且兩法互參。針刺時，應按不同病種選擇刺法，第一法適於一般病症，第二法適於中風偏癱，第三法適於肩關節周圍炎。

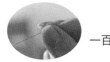

（7）**臂臑**

【名稱釋義】：「臑」，原意牲畜的前肢，此指上臂內側處。因穴在上臂肱骨內側（橈側），故名臂臑。

【取穴方法】：有兩法。①在臂外側，當曲池與肩 連線上，曲池上7寸，在三角肌止點處取穴。②舉臂平至肩，在三角肌下端上方凹陷中取穴。

【刺灸方法】：有三種針刺法。①直刺：深0.8～1.2寸，局部痠脹。②透刺：針尖向肱骨前後緣透刺，進針1.2～1.5寸，局部有較強烈痠脹感。③斜刺：向上刺入三角肌中，進針1～2寸，局部痠脹。艾炷灸3～7壯，艾條溫灸10～15分鐘。

@主治病症：肩關節周圍炎、中風偏癱、眼病。

☆注意要點：本穴取穴，見兩法互參。其針刺法中，直刺法多用於上肢癱瘓、疼痛；透刺法多用於肩關節周圍炎；斜刺法多用於治療眼病。

（8）**肩髎**

【名稱釋義】：「肩」，肩部；「髎」，骨，肩胛骨肩峰端。穴在肩峰的前下方，所以名為肩 。

【取穴方法】：在肩部，三角肌上，臂外展或者向前平伸時，肩峰下可出現兩個凹陷，其中前下方凹陷處就是本穴。

【刺灸方法】：刺法有四種。①直刺：刺入1～1.5寸深，局部痠脹感。②透刺：令病人略抬肩，針尖朝向腋窩部極泉方向，進針1.5～2.5寸，局部強烈痠脹感。③斜刺：向肩 穴方向刺入，深為1.5～2.0寸，亦可將針退至皮下向三角肌、肩前部等方向斜刺，痠脹可擴散至整個肩關節周圍或向上臂放散。④平刺：上臂平放向三角肌方向平刺，進針2～3寸，局部痠脹。艾炷灸3～7壯，艾條溫灸10～15分鐘。

@主治病症：中風偏癱、肩關節周圍炎、高血壓、蕁麻疹。

☆注意要點：四種刺法適宜不同病症；初學者及治療一般病症宜用第一法；肩關節周圍炎宜用第二、第三法；中風偏癱可酌用第二、第四

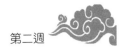

法。

(9) 天鼎

【名稱釋義】：「天」，指上部、高部；「鼎」，古代炊具，它的形狀特徵為有三足。該穴在頸部，又位於頭、頸椎及胸鎖乳突肌三者之間，故名天鼎。

【取穴方法】：正坐，微仰頭，在頸外側部，喉結旁，在胸鎖乳突肌後緣，扶突穴與缺盆穴連線中點取穴。

【刺灸方法】：令病人取坐位，頭轉向對側，直刺0.3～0.8寸，局部痠脹，針感可至背部肩部，有時會出現電麻感傳導至手指。艾條溫灸5～10分鐘。

@主治病症：上肢癱瘓麻木、肩關節周圍炎、扁桃體炎。

☆注意要點：本穴不可針尖向下深刺，以免造成氣胸。據我們經驗，中風偏癱或肩關節周圍炎病人，往往可以在天鼎穴區觸摸到壓痛點，針刺壓痛點，並激發出向肩或手指傳導針感，多可收到良好的效果。

(10) 口禾髎

【名稱釋義】：「禾」，指糧食，此指食物；「髎」，指孔穴。穴近口旁，口為進食的地方，內對凹陷（門齒及尖齒牙根凹陷）處，故名。因經穴同名禾髎有兩處，所以本穴又稱為口禾髎。

【取穴方法】：鼻孔外緣直下，於上唇部，鼻孔外緣直下，在與水溝穴同一水準處取穴。

【刺灸方法】：針刺有兩法。①直刺：進針0.2～0.3寸，局部脹痛感。②透刺：從一側禾髎透向對側，進針0.8～1.5寸，脹痛感。

@主治病症：面神經麻痺、鼻炎、黃褐斑。

☆注意要點：透穴一般用於面神經麻痺後遺症。本穴不宜直接灸。

(11) 迎香

【名稱釋義】：「迎」，迎接；「香」，香味，這裡泛指各種氣味。因為本穴主治不聞香臭的病症，所以定這一穴名。

【取穴方法】：在兩側鼻翼外緣中點旁，當鼻唇溝中取穴。

【刺灸方法】：針刺有三法。①直刺：進針0.2～0.4寸，局部脹痛感。②透刺：向中線斜上進針0.8～1寸，局部脹痛、流淚，針尖可擴散至鼻部。③平刺：成15°進針，進針後放平針身，貼近皮膚，向下眼眶方向刺入0.8～1.2寸。

@主治病症：鼻炎、鼻竇炎、面神經麻痺、膽道蛔蟲症。

☆注意要點：直刺用於急性鼻炎和面神經麻痺急性期；透刺用於慢性鼻炎或鼻竇炎；平刺用於膽道蛔蟲和面神經麻痺後遺症期。

（12）本經小結

【取穴要點】：筋間、紋端、凹陷、鼻翼。筋間：是指腕部二肌腱（拇長、短伸肌腱）之間取陽溪穴；紋端：屈肘橈側橫紋頭取曲池；凹陷：向前平伸或外展肩臂時，肩峰前下凹陷取肩 ；鼻翼：鼻翼下緣下方平齊水溝穴取禾 ，鼻翼外緣中點旁取迎香。

☆主治重點：口面疾病；局部病症及皮膚病症。

⊕ 每日練習

1．試述曲池、肩 的取穴方法和主治病症？

2．天鼎和扶突穴在針刺時應注意哪些方面？

5

⊙ 手太陽小腸經穴

（1）後溪（輸穴；八脈交會穴之一，通督脈）

【名稱釋義】：「後」，後面，指穴位在小指本節的後方；「溪」，溝溪，握拳時，穴位所在的尺側橫紋頭處，形如溝溪。所以稱為

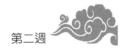

後溪。

【取穴方法】：微握拳，在手掌尺側的小指本節（第5掌指關節）處可見兩條掌橫紋，在後一條掌橫紋頭赤白肉際處取穴。

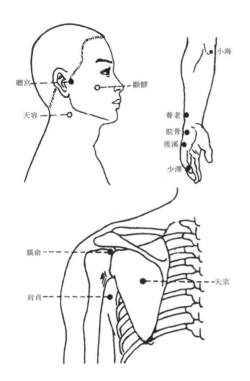

圖23手太陽小腸經穴

【刺灸方法】：有兩種針刺法。①直刺：微握拳，從外側沿掌骨前向內刺入，深0.5～1寸，局部脹痛感。②透刺：微握拳，針尖向合谷方向刺入，進針1.5～2寸，整個掌部有痠脹感，有時可放射至手指。艾條溫灸5～10分鐘。

@主治病症：瘧疾、癲癇、肋間神經痛、急性腰扭傷、中風後遺症。

☆注意要點：本穴針刺時較痛，進針速度宜快。透刺一般用於中風後遺症之手指強直者。

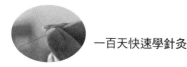

（2）腕骨（原穴）

【名稱釋義】：「腕骨」，原為骨名，因穴在腕骨附近，故名腕骨。

【取穴方法】：在手掌尺側，當第五掌骨基底與鉤骨之間的凹陷處，在赤白肉際取穴。

【刺灸方法】：直刺0.5～1寸，局部痠脹，有時針感可擴散到掌部。艾炷灸3壯，艾條溫灸10～15分鐘。

@主治病症：腕關節腫痛、糖尿病、膽囊炎。

（3）養老（郄穴）

【名稱釋義】：「養」，供養；「老」，老人，此指老年病。古代醫家認為本穴具有治療目視不明等老年病的功效，故名養老。

【取穴方法】：在前臂背面尺側，當尺骨小頭近端橈側凹陷中。取穴時，應屈肘，掌心向胸，在尺骨小頭橈側的縫隙中定穴。

【刺灸方法】：針刺法有兩種。①直刺：進針0.3～0.5寸，局部痠脹感。②斜刺：針尖指向內關穴，進針1～1.5寸，手掌及手腕痠麻，有時可向肘肩傳導。艾炷灸3～5壯，艾條溫灸10～15分鐘。

@主治病症：落枕、呃逆、前臂疼痛麻木、腰扭傷、目視不明。

☆注意要點：①養老穴隱於骨縫之中，因此取穴時，只有屈肘掌心向胸轉手時才可獲得。②斜刺主要用於急性落枕、腰扭傷等病症。

（4）小海（合穴）

【名稱釋義】：「小」，此指小腸經脈；「海」，海洋，此指脈氣彙聚的地方。本穴為小腸經的合穴，故名。

【取穴方法】：屈肘，在肘內側，當尺骨鷹嘴與肱骨內上髁之間凹陷處取穴。

【刺灸方法】：針刺方法有兩種。①直刺：深0.2～0.3寸，局部痠脹感。②斜刺：針尖向前下方斜刺0.5～1寸，痠脹感可向前臂傳導。艾條溫灸10～15分鐘。

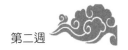

@主治病症：肘臂疼痛麻木、精神分裂症、頭痛。

☆注意要點：斜刺法多用於肘臂疼痛麻木及用直刺法治療效果不佳者。

（5）肩貞

【名稱釋義】：「肩」，肩部；「貞」，是正的意思。古人認為，本穴在肩後縫端，是肩的正處，所以稱肩貞。

【取穴方法】：在肩關節的後下方，臂內收時，腋後紋頭上1寸處取穴。

【刺灸方法】：有兩種針法。①直刺，進針1.2～1.5寸，局部痠脹感。②斜刺：向上成70°仰角斜刺1.2～2寸，局部痠脹感，或有痠麻感向指端傳導。艾炷灸3～5壯，艾條溫灸10～15分鐘。

@主治病症：肩關節周圍炎、中風偏癱、腋部多汗。

☆注意要點：斜刺多用於中風後遺症上肢偏癱。本穴針刺時不可斜向內（即胸部方向）深刺，以免造成氣胸。

（6）天宗

【名稱釋義】：「天」，上部，高部；「宗」，宗仰。古代以日月星辰為天宗，本穴在肩胛的高部，故名天宗。

【取穴方法】：肩胛部，在岡下窩中央凹陷處取穴，該穴與第四胸椎相平。

【刺灸方法】：針刺方法有兩種。①直刺：進針0.8～1寸，局部痠脹感。②斜刺：針尖向外側斜刺1～1.5寸，痠麻感可向肩部放散。艾條溫灸10～20分鐘。

@主治病症：急性乳腺炎、乳腺增生病、肩關節周圍炎。

☆注意要點：斜刺法主要用於急性乳腺炎。另外，據報導，天宗穴壓痛明顯者，可作為膽道結石病的輔助診斷。

（7）顴髎

【名稱釋義】：「顴」，顴骨；「髎」，孔穴。本穴在顴骨下凹陷

處，故名。

【取穴方法】：面部，在目外眥直下，顴骨下緣凹陷處取穴。

【刺灸方法】：直刺0.5～1寸，局部痠脹感。艾條溫灸10～15分鐘。

@主治病症：三叉神經痛、面神經麻痹、面肌痙攣、牙痛。尚可用於顱腦手術及拔牙術的針刺麻醉。

（8）聽宮

【名稱釋義】：「聽」，聽覺；「宮」，宮殿，這裡是指居於中間的意思。因為本穴有改善聽覺的功能，又居於耳前中間，故名。

【取穴方法】：面部耳屏前，下頜骨髁狀突的後方，在張口時呈凹陷處取穴。

【刺灸方法】：刺法：微張口，直刺或略向下斜刺1.5～2寸，局部痠脹，或耳部有痠脹及鼓膜外凸感。艾條溫灸10～20分鐘。

@主治病症：耳聾、中耳炎、內耳性眩暈症。

☆注意要點：本穴針刺時，應微張口，否則難以刺至滿意深度。針刺時較痛，要求操作熟練，動作迅速正確。本穴不宜直接灸。

（9）本經小結

【取穴要點】：紋端、角後、凹陷。紋端：後溪穴在小指本節後掌橫紋頭取穴；肩貞在肩關節下方，腋後縱紋頭上1寸取穴。角後：天容在下頜角後方，胸鎖乳頭肌前緣取穴。凹陷：顴髎，在目外眥直下，顴骨下緣凹陷中；聽宮在耳屏前，下頜骨髁狀突的後方，張口呈凹隙處取穴。

@主治重點：頭面病、乳房病、局部病變為主。

⊕ 每日練習

1.熟悉掌握今日所學穴位的取穴方法和各自主治內容。

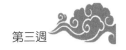

第三週

1

⊙ 手少陽三焦經穴

（1）中渚（輸穴）

【名稱釋義】：「中」，中間；「渚」，水中小洲。本穴為三焦經的輸穴，三焦經好似江河水流動，脈氣到這裡輸注流動，就像河中的小洲，所以稱為中渚。

【取穴方法】：手背部，在環指本節（指掌關節）的後方，第四、第五掌骨間凹陷處取穴。

【刺灸方法】：針刺法有兩種。①直刺：進針0.5～0.8寸，局部痠脹感。②斜刺：針尖向腕部刺入0.8～1.5寸，痠脹感可向腕部擴散，有時可出現電麻感向指端放射。艾炷灸3～5壯，艾條溫灸10～15分鐘。

@主治病症：耳聾、肋間神經痛、手指癱瘓疼痛、頭痛。

☆注意要點：在刺灸方法上，一般以直刺為主，斜刺主要用於手指疼痛麻木癱瘓等。

（2）外關（絡穴；八脈交會穴之一，通陽維脈）

【名稱釋義】：「外」，指外側，因本穴在前臂伸側面，所以為外；「關」，指關隘。本穴和內關相對，以治頭面、軀幹疾患為主，故稱外關。

【取穴方法】：在前臂背側，腕背橫紋上2寸，二骨（尺骨和橈骨）之間取穴。

【刺灸方法】：針刺法有三種。①直刺：進針0.8～1寸，局部痠脹感。②透刺：朝內關方向進針1.5～2寸，局部強烈痠脹感，或有電麻感

向指端放射。③斜刺：針尖向肘關節方向進針1.5～2寸，局部痠脹，可向肘、肩擴散。艾炷灸3～5壯，艾條溫灸10～15分鐘。

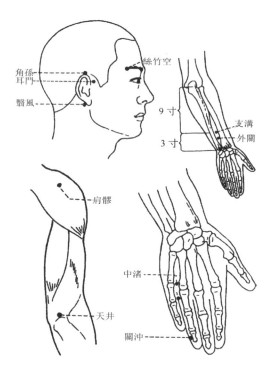

圖24 手少陽三焦經穴

@主治病症：感冒、耳聾、脇痛、腮腺炎、中風偏癱、肘腕疼痛麻木。

☆注意要點：直刺，多用於局部疼痛麻木；透刺內關穴，用於治療中風偏癱；斜刺則多用於治療頭面軀體部的病症，如耳聾、感冒、腮腺炎等。在針刺時還應注意，如果出現電麻感時，應略退針尖，換一個方向刺入，不可猛搗猛刺，以免損傷神經。

（3）支溝（經穴）

【名稱釋義】：「支」，即四肢，此指前臂；「溝」，溝渠。因為穴在前臂，所處位置又凹陷如溝，所以稱為支溝。

【取穴方法】：在前臂背側，腕背橫紋上3寸，在兩骨（尺骨和橈骨）間取穴。即在外關上1寸。

【刺灸方法】：直刺，進針1～1.5寸，局部痠脹感，可擴散至肘，有時可有電麻感向指端放散。艾炷灸3～5壯，艾條溫灸10～15分鐘。

@主治病症：肋間神經痛、脇部挫傷、中風偏癱、習慣性便秘。

（4）肩髎

【名稱釋義】：「肩」，肩部；「髎」，孔穴。本穴在肩部，舉臂時出現凹陷，故名肩髎。

【取穴方法】：在肩部，肩髎後方，當臂外展時，於肩峰後下方呈現凹陷處，即為本穴。

【刺灸方法】：針刺有三法。①直刺：針深1～1.5寸，局部痠脹感。②透刺：臂略外展，針尖透向極泉穴方向，進針2～2.5寸，痠脹擴展至整個關節腔，有時可引發電麻感向指端放散。③斜刺：針尖向肘部斜刺，進針1.5寸，痠脹感擴散至肩部。艾炷灸5～7壯，艾條溫灸10～15分鐘。

@主治病症：肩關節周圍炎、中風偏癱。

☆注意要點：直刺多用於中風偏癱；透刺或斜刺一般用於肩關節周圍炎。初學者以直刺或斜刺為主。

（5）翳風

【名稱釋義】：「翳」，遮掩的意思；「風」，致病的風邪。因為本穴可以治療風邪引起的疾病，又被耳垂所遮掩，所以稱翳風。

【取穴方法】：耳垂後方，在乳突與下頜角之間的凹陷處取穴。

【刺灸方法】：針刺法有兩種。①直刺：針尖向對側眼球方向刺入，深1～1.5寸，耳底有脹痛感。②斜刺：針尖斜向內前下方，深1.5～2寸，局部痠脹，有時向咽部擴散。艾條溫灸10～15分鐘。

@主治病症：耳聾、耳鳴、腮腺炎、面神經麻痺。

☆注意要點：直刺法多用於耳聾、耳鳴；斜刺法多用於面神經麻痺。

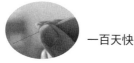

和腮腺炎。

（6）角孫

【名稱釋義】：「角」，指耳上角；「孫」，此指孫絡，即細小的絡脈。該穴位於耳上角，有手少陽經的支脈經過，故稱角孫。

【取穴方法】：頭部，折耳廓向前，當耳尖直上入髮際處取穴。

【刺灸方法】：刺法：沿皮向下或向後平刺0.5～1寸；用三稜針點刺。艾條溫灸10～15分鐘；燈火灸。

＠主治病症：腮腺炎、結膜炎、頭痛、耳聾。

☆注意要點：腮腺炎和結膜炎，一般採用燈火灸法。燈火灸操作將在後面介紹。其他病症用針刺或艾灸法。

（7）耳門

【名稱釋義】：「耳」，此指耳孔；「門」，出入之門戶。本穴在耳孔前，猶如出入的門戶，故名耳門。

【取穴方法】：在面部，耳屏上切跡的前方，下頜骨髁突後緣，張口有凹陷處取穴。

【刺灸方法】：針刺法有兩種。①直刺：令病人微張口，摸準凹陷處，快速進針，針尖可略向下後方，刺入0.8～1.5寸，脹痛感可擴散到耳內。②透刺：針尖向下，令病人張口，快速刺入並透向聽宮、聽會，局部強烈脹痛感，可擴散至半個面部。艾條溫灸15～20分鐘。

＠主治病症：耳聾、耳鳴、中耳炎、顳下頜關節紊亂症。

☆注意要點：耳門穴進針較痛，要求醫者操作熟練，動作輕巧，將針迅速刺至所需深度。對小兒、體質及畏懼針刺者，一般不宜用透穴法。

（8）絲竹空

【名稱釋義】：「絲」，指纖細的眉毛；「竹」，指竹葉；空，孔穴。纖細的眉毛聚集一起形成如竹葉樣的眉，本穴在眉梢凹陷處，故名。

【取穴方法】：面部，在眉梢凹陷處取穴。

【刺灸方法】：刺法有兩種。①直刺：0.2～0.3寸，局部痠脹感。

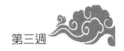

②平刺：向後或向眉中部進針0.5～1寸，局部脹感。

@主治病症：頭痛、眼病、面神經麻痺。

☆注意要點：直刺用於眼病；平刺用於其他病症。本穴古代禁灸。

（9）本經小結

☆取穴要點：骨間、肘尖、耳尖。骨間：指二骨（尺骨、橈骨）間取外關、支溝；肘尖：肘尖（即尺骨鷹嘴）上方1寸取天井；耳尖：折耳廓耳尖上端取角孫。

@主治重點：本經經穴主要用於治療頭面五官病、局部病變。

⊕ 每日練習

1‧耳門、承泣在針刺時要注意什麼？

2‧肩髎、翳風、四白、絲竹空的定位與刺法如何？

2

⊙ 足陽明胃經穴（一）

（1）承泣

【名稱釋義】：「承」，承受；「泣」，流淚。本穴的意思是，當流淚時，穴處可以承受。

【取穴方法】：正坐，雙目向前正視，瞳孔直下，在眼球與眶下緣之間取穴。

【刺灸方法】：令病人閉眼，用細毫針（30～32號毫針）快速破皮後，緊靠眶下緣緩緩略向上直刺，進針1～1.5寸。亦可用平刺法，刺至內眥角處。針感：直刺時，痠脹感可擴張至整個眼球，有時出現流淚。

@主治病症：結膜炎、中心性視網膜病變、視神經萎縮、慢性青光眼。

☆注意要點：本穴可因刺破血管造成血腫。所以用針要細；進針及去針時要慢；出現針感後不可多作提插捻轉手法。出針後應用消毒乾棉球按摩片刻。本穴一般不灸。

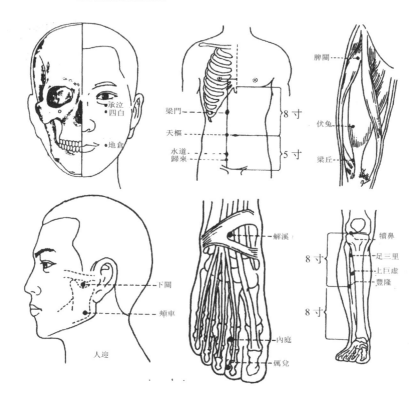

圖25足陽明胃經穴（一）

（2）四白

【名稱釋義】：「四」，廣闊的意思；「白」，光明清澈。本穴可治療眼病，具有增強視力的作用，所以稱為四白。

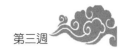

【取穴方法】：正坐，向前正視，瞳孔直下，在眶下孔凹陷處取穴。

【刺灸方法】：有三種針刺法。①直刺：進針0.3～0.5寸，局部痠脹感。②透刺：針尖向下關或迎香進針1.5～2寸，較明顯的痠脹感。③斜刺：從下向外上，針尖刺入眶下孔，進針0.3～0.5寸，可有電麻感放射至上唇部。艾條溫灸10～20分鐘。

@主治病症：面神經麻痺、三叉神經痛、結膜炎、鼻炎、角膜炎。

☆注意要點：本穴透刺主要用於較為頑固之面神經麻痺。斜刺多用於三叉神經痛。初學者宜用直刺法。本穴不宜用直接灸法。

（3）地倉

【名稱釋義】：「地」，指下部；「倉」，收藏糧食的地方。本穴位於面的下部，又近口腔，口腔為容納水穀食物的地方，所以取名地倉。

【取穴方法】：面部，口角外側，上與瞳孔相對處取穴。

【刺灸方法】：有兩種刺法。①直刺：進針0.2～0.3分。②透刺：向頰車或迎香方向進針1.5～2寸，局部或半側面部痠脹。艾條溫灸3～5分鐘。

@主治病症：面神經麻痺、三叉神經痛、流涎。

☆注意要點：透刺向頰車用於治療頑固性面癱。透刺向迎香用於治療三叉神經痛。

（4）頰車

【名稱釋義】：「頰」指面旁；「車」，此指牙關。下頜骨古代稱為頰車骨，穴位在其處，所以也稱為頰車。

【取穴方法】：有兩種方法。①在面頰部，下頜角前上方約一橫指（中指）處取穴。②上下牙齒咬緊，在隆起的咬肌最高點，按壓有凹陷處取穴。

【刺灸方法】：針刺方法有兩種。①直刺：深0.5～0.8寸，局部痠脹。②透刺：針尖向地倉或向下關穴平刺，進針2～2.5寸，痠脹可擴散至

半個面部。艾條溫灸5～10分鐘。

@主治病症：面神經麻痹、三叉神經痛、牙痛、腮腺炎、顳下頜關節紊亂症。

☆注意要點：取穴時，可以第二法為主，參考第一法。透刺法主要用於頑固性面癱。

（5）下關

【名稱釋義】：「下」，下方；「關」，這裡指牙關，即下頜關節前牙關。穴在此處，與上關相對，故稱下關。

【取穴方法】：面部耳前方，當顴弓與下頜切跡所形成的凹陷中，閉口時取穴。

【刺灸方法】：針刺有三種方法。①直刺：針尖可略向下，深1～1.5寸。周圍痠脹感。②斜刺：針尖向前或後，針刺進針0.8～1.5寸。③透刺：向頰車或四白，進針1.5～2.5寸。艾條溫灸10～15分鐘。

@主治病症：面神經麻痹、三叉神經痛、牙痛、耳聾、顳下頜關節紊亂症。

☆注意要點：一般病症以直刺為主。斜刺向後，多用於耳聾治療，以能痠脹擴散至耳內為佳；透刺則用於頑固性面神經麻痹。

（6）人迎

【名稱釋義】：本穴在喉結兩旁頸總動脈搏動處，這一區域古人稱為人迎脈，認為是迎候五臟六腑之氣來滋養人體的地方。穴在此處，所以也稱為人迎。

【取穴方法】：在頸部喉結旁，胸鎖乳突肌的前緣，頸總動脈搏動處取穴。

【刺灸方法】：直刺0.5～1寸（避開動脈），局部痠脹，有時可放散到肩部。

@主治病症：高血壓、低血壓、急慢性喉炎、扁桃體炎、單純性甲狀腺腫。

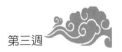

☆注意要點：本穴在針刺時應取臥位，不宜取坐位，也不可針刺過深，刺激過強。要避開動靜脈。本穴一般不灸，禁用直接灸。

（7）梁門

【名稱釋義】：「梁」，古代和「粱」字相通，意為穀物食品；「門」，門戶。本穴在胃部，梁門的意思即指食物出入的門戶。

【取穴方法】：在上腹部，當臍中直上4寸，距前正中線2寸處取穴。

【刺灸方法】：仰臥，直刺1～1.5寸，上腹部沉重發脹感。艾炷灸3～5壯，艾條溫灸10～20分鐘。

@主治病症：急慢性胃炎、消化性潰瘍病、嘔吐。

☆注意要點：梁門針刺時，不可過深，以不穿透腹膜為宜。一般針尖觸及腹膜時，病人多有較明顯的痛感，即不可再深刺。

（8）天樞

【名稱釋義】：「樞」，樞紐。本穴在上下腹的中間，具有轉運中下焦氣機的功能，恰如樞紐一樣，所以稱為天樞。

【取穴方法】：仰臥，在腹中部，距臍中2寸處取穴。

【刺灸方法】：直刺，深1～1.5寸，局部痠脹，可擴散至同側腹部。艾炷灸5～7壯，艾條溫灸10～20分鐘。

@主治病症：急慢性腸炎、細菌性痢疾、急慢性胃炎、闌尾炎、便秘。

☆注意要點：同梁門穴。

（9）水道

【名稱釋義】：「水」，水流；「道」，通道。本穴具有利水作用，所以稱為水道。

【取穴方法】：下腹部，臍中直下3寸，在距前正中線2寸處取穴。

【刺灸方法】：直刺，深1～1.5寸，痠脹感可擴散至同側下腹部。艾炷灸5～7壯，艾條溫灸10～15分鐘。

@主治病症：腎炎、膀胱炎、尿潴留、遺尿、睪丸炎。

☆注意要點：同梁門穴。

（10）**歸來**

【名稱釋義】：「歸」和「來」都含有恢復、復原的意思，本穴能使婦女子宮脫垂等回復原位，故稱歸來。

【取穴方法】：在下腹部，臍中直下4寸，距前正中線2寸處，即水道穴下1寸取穴。

【刺灸方法】：有兩種針刺法。①直刺：深1～1.5寸，局部痠脹感。②平刺：針尖向恥骨聯合處進針1.5～2寸，局部痠脹，有時向小腹及外生殖器放散。艾炷灸5～7壯，艾條溫灸10～20分鐘。

@主治病症：月經不調、睪丸炎、子宮脫垂、不孕症。

☆注意要點：平刺用於治療睪丸炎和子宮脫垂症。

（11）**髀關**

【名稱釋義】：「髀」，指股部；「關」，轉動處，此指關節。穴在股部而靠近股骨關節處，故稱髀關。

【取穴方法】：有兩種取穴法。①在大腿前面，當髂前上棘與髕底外側端連線上，屈股時，平會陰，在縫匠肌外側凹陷處。②仰臥，在髂前上棘直下，平臀橫紋，與承扶穴（臀橫紋中點）相對處取穴。

【刺灸方法】：直刺1.5～2.5寸，局部痠脹感，有時可擴散至膝部。艾炷灸3～5壯，艾條溫灸10～15分鐘。

@主治病症：中風偏癱、風濕痛、下肢疼痛麻木。

☆注意要點：取穴方法中，第二法較簡便，但以第一種更為正確，故兩者應互相參照。

⊕ **每日練習**

1·簡述頰車、下關、人迎的取穴特點和刺灸法。

2·請說出梁門、天樞、水道、歸來4個腹部穴位的主治。

3

⊙ 足陽明胃經穴（二）

（12）伏兔

【名稱釋義】：「伏」，伏臥；「兔」，兔子。該穴位於大腿前面肌肉隆起處，形狀像潛伏的兔子，故稱伏兔。

【取穴方法】：在大腿前面，髂前上棘與髕底外側端的連線上，髕底上6寸處取穴。

【刺灸方法】：直刺，深1.5～2.5寸，痠脹感可放散至膝部。艾炷灸5～7壯，艾條溫灸10～15分鐘。

@主治病症：中風偏癱、截癱、股外側皮神經炎、膝關節炎。

（13）梁丘（郄穴）

【名稱釋義】：「梁」，山梁；「丘」，高處。該穴位於膝上肌肉隆起如丘處，所以稱梁丘。

【取穴方法】：屈膝，大腿前面，在髂前上棘與髕底外側端連線上，髕底上2寸處取穴。

【刺灸方法】：直刺1～1.5寸，局部痠脹感可擴散到膝部。艾炷灸3～5壯，艾條溫灸10～15分鐘。

@主治病症：胃炎、消化性潰瘍病，下肢癱瘓疼痛、乳腺炎、膝關節痛。

（14）犢鼻

【名稱釋義】：「犢」，小牛；「鼻」，鼻孔。該穴在膝部髕韌帶外側凹陷中，形如牛犢的鼻孔。

【取穴方法】：屈膝，在膝部，髕骨與髕韌帶外側凹陷中取穴。

【刺灸方法】：有兩種針刺法。

①直刺：從前向後內刺入，深1.5～2寸，膝內痠脹感。②透刺：針尖向內膝眼方向進針2～2.5寸，局部痠脹感。溫針（即在針柄上插上1寸長左右艾段，燃完作1壯）1～2壯，艾條溫灸15～20分鐘。

@主治病症：膝關節病、中風偏癱。

☆注意要點：針灸時，要令病人屈膝成90°角。膝關節疼痛多用直刺法；膝關節腫脹，宜採用透刺的方法。

（15）足三里（合穴）

【名稱釋義】：「足」，足部；「里」，寸。因本穴在膝下3寸，所以稱足三里。與手三里相對應。

【取穴方法】：有兩種取穴法。

①小腿前外側，犢鼻下3寸，距脛骨前緣一橫指（中指）處取穴。②以掌心按膝蓋，大指抵住內膝眼，次指抵住脛骨前脊，於中指止處定穴。

【刺灸方法】：有兩種針刺法。①直刺：稍偏向脛骨方向，深1～2寸，局部痠脹或有電麻感向足背放散。②斜刺：針尖向下或向上，進針1.5～2.5寸，針感為痠脹感向下放散至足背或向上擴散至膝部。艾炷灸5～10壯，艾條溫灸15～20分鐘。

@主治病症：急慢性胃炎、消化性潰瘍病、急慢性腸炎、痢疾、高血壓、神經衰弱、高脂血症、中風偏癱、闌尾炎、膝關節痛。

☆注意要點：取穴方法中，第二法為簡易取穴法，應以第1法為準。刺灸方法中，斜刺法主要用於中風偏癱及膝部疾病。

（16）上巨虛（大腸經下合穴）

【名稱釋義】：「上」，上部，與下部相對；「巨虛」，巨大空虛，此指脛腓骨間大的空隙。本穴位於此，又在下巨虛穴上方，故稱為上巨虛。

【取穴方法】：在小腿前外側，犢鼻下6寸，距脛骨前緣一橫指（中

指）處；或在足三里直下3寸處取穴。

【刺灸方法】：直刺1.5～2寸，局部痠脹，有時有電麻感向足部放射。艾炷灸3～7壯，艾條溫灸10～20分鐘。

@主治病症：闌尾炎、急慢性腸炎、細菌性痢疾、下肢癱瘓疼痛。

（17）豐隆（絡穴）

【名稱釋義】：有兩種解釋。①「豐」，豐滿；「隆」，隆起。該穴所在的部位，肌肉豐滿而又隆起，所以名豐隆。②豐隆，原來指雷聲，為雷神的名字，和列缺原指閃電一樣，均用來命名絡穴。

【取穴方法】：小腿前外側，外踝尖上8寸，在距脛骨前緣二橫指（中指）處取穴。

【刺灸方法】：直刺（針尖稍偏向內）進針1.5～2.5寸，痠脹感，可向上放散至膝上或下至外踝。艾炷灸5～7壯，艾條溫灸10～15分鐘。

@主治病症：咳嗽痰多、支氣管炎、高血壓、高血脂、下肢癱瘓。

（18）解溪（經穴）

【名稱釋義】：「解」，指骨解（骱），即骨與骨之間的連接處；「溪」，溪流，此指凹陷處。該穴位於踝關節前兩筋凹陷處，故稱解溪。

【取穴方法】：足背與小腿交界處的橫紋中央凹陷中，在兩筋（長伸肌腱與趾長伸肌腱）之間取穴。

【刺灸方法】：有兩種刺法。①直刺：深0.3～0.5寸，局部痠脹。②透刺：宜針尖向兩側透刺，進針1～1.5寸，針感可擴向整個踝關節。艾炷灸3～5壯，艾條溫灸10～15分鐘。

@主治病症：踝部疼痛腫脹、頭痛、腎炎、血栓閉塞性脈管炎。

☆注意要點：一般用直刺法，踝部病症可採取透刺法。

（19）內庭

【名稱釋義】：「內」，進入的意思；「庭」，門庭。該穴在趾縫之間，兩趾好像兩扇門，比喻進入門庭，故稱為內庭。

【取穴方法】：足背，第二、第三趾間，趾蹼緣後方赤白肉際處取

一百天快速學針灸

穴。

【刺灸方法】：有兩種刺法。

①直刺：0.3～0.5寸，局部脹痛。②斜刺：針尖向上進針0.5～1寸，局部痠脹感。艾條溫灸10～15分鐘。

@主治病症：牙痛、三叉神經痛、急慢性腸炎、胃痛、足部麻木疼痛。

☆注意要點：除局部病症用直刺外，一般都採取斜刺法。

（20）本經小結

☆取穴要點：瞳孔至口角直線、腹旁直線、髂前上棘至髕骨外緣直線。瞳孔至口角直線取承泣、四白、地倉；腹旁直線：在距前正中線2寸處取腹部諸穴；在髂前上棘與髕骨外緣連線上取髀關、梁丘等。

☆主治重點：胃腸病、頭面病。

⊕ 每日練習

1．足三里、上巨虛與豐隆在主治上有什麼異同？

2．犢鼻、解溪如何取穴和針刺？

4

⊙ 足太陽膀胱經穴（一）

（1）睛明

【名稱釋義】：「睛」，眼睛；「明」，明亮。本穴有使眼睛明亮的作用，故名。

【取穴方法】：面部，在目內眥角（即內眼角）稍上方凹陷處取穴。

084

【刺灸方法】：刺法有兩種。

①淺刺：直刺入0.2～0.3寸，局部痠脹感。②深刺：囑病人閉目，左手將眼球推向外側，取32～34號平直的細毫針，快速進針後，沿眼眶邊緣緩緩刺入1～1.5寸。局部痠脹，並可擴散到眼球後面及四周。

@主治病症：急性結膜炎、視神經萎縮、中心性視網膜病變、近視、慢性單純性青光眼、早期輕度白內障。

☆注意要點：本穴深刺極易引起出血而導致眼部血腫。初學者宜淺刺而不用深刺法。深刺時必須用細針緩慢送針。如感到針尖部有阻力，應轉變方向再進。至出現針感後即留針，不能作提插或捻轉，亦不可刺得過深。出針時宜慢，針尖離開穴區皮膚，要用消毒乾棉球按壓1～2分鐘。特別要注意觀察針眼有無出血，如有，多表示已損傷血管，宜先進行冷敷止血，再行熱敷以促進瘀血消退。本穴一般不灸。

（2）攢竹

【名稱釋義】：「攢」，聚集；「竹」，竹葉，形容眉毛。穴位在眉頭，皺眉時此處好像竹葉聚集，所以稱為攢竹。

【取穴方法】：在面部，眉頭凹陷中，眶上切跡處取穴。

【刺灸方法】：有三種針刺法。①淺刺：直刺0.2～0.3寸，或向下斜刺透睛明穴，進針0.5～0.8寸。局部或眼周圍痠脹感。②深刺：沿眶上孔用30號毫針緩緩刺入1～1.5寸，眼眶及眼球有痠脹感。③平刺：　針尖向眉毛中部，進針1.2～1.5寸，局部及眼眶周圍脹痛。艾條溫灸3～5分鐘。

@主治病症：頭痛、急性結膜炎、面神經麻痺、視神經萎縮。

☆注意要點：本穴淺刺主要用於治療頭痛、急性結膜炎。深刺用於視神經萎縮等眼底疾病；平刺則用於面神經麻痺。深刺時也容易出血，其注意要點和睛明穴相同。本穴亦不宜用直接灸。

（3）天柱

【名稱釋義】：「天」，指頭部；「柱」，柱子，項肌隆起就像柱子一般，好像擎天之柱，穴位在它的上面，所以稱為天柱。

【取穴方法】：在項部，大筋（斜方肌）外緣之後髮際凹陷中，大約在後髮際正中旁開1.3寸處取穴。

【刺灸方法】：直刺，深0.5～1寸，局部有痠脹感或向頭頂部擴散。艾條溫灸5～10分鐘。

◎主治病症：後頭痛、落枕、咽喉炎、神經衰弱。

☆注意要點：本穴不宜向上方深刺，以防誤傷延髓。一般不做直接灸。

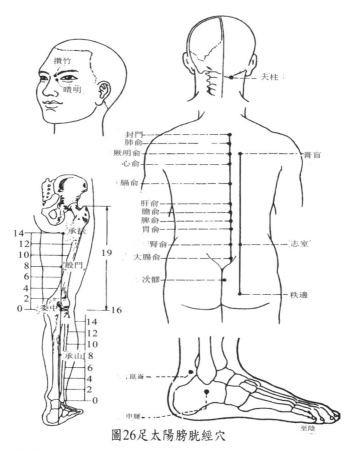

圖26足太陽膀胱經穴

（4）風門

【名稱釋義】：「風」，指風邪；「門」，門戶，古人認為此處是風邪出入的門戶，所以稱為風門。

【取穴方法】：在背部，第二胸椎棘突下，旁開1.5寸處取穴。

【刺灸方法】：有兩種刺法。

①斜刺：向脊柱方向刺，可在穴位外1公分處刺入，成45°，進針1～1.5寸，局部痠脹感，或向肋間擴散。②平刺：自上向下沿肌層透刺，進針1.5～2寸，局部痠脹為主。艾炷灸3～5壯，艾條溫灸10～15分鐘。

@主治病症：感冒、支氣管炎、肺炎、百日咳、蕁麻疹。

☆注意要點：本穴對初學者來說不宜垂直刺，如過深可刺傷肺臟，引起氣胸。

（5）肺俞（背俞）

【名稱釋義】：「肺」，肺臟；「俞」指背俞穴（下同），即臟氣轉輸之處。本穴為肺臟之氣轉輸之處，所以稱肺俞。

【取穴方法】：背部，在第三胸椎棘突下，旁開1.5寸處取穴。

【刺灸方法】：同風門穴。

@主治病症：支氣管炎、哮喘、百日咳、肺炎。

☆注意要點：同風門穴。

（6）厥陰俞（背俞）

【名稱釋義】：「厥陰」，指手厥陰心包，意為本穴和心包相對應（心包是心臟的周邊部分），是心包氣血輸注的地方，所以稱為厥陰俞。

【取穴方法】：背部，在第四胸椎棘突下，旁開1.5寸處取穴。

【刺灸方法】：斜刺（針尖向胸椎方向）1.5～2寸，以針尖觸及椎體為宜。針感可放射至前胸。艾炷灸3～7壯，艾條溫灸10～15分鐘。

@主治病症：冠心病、心律失常、肋間神經痛、風濕性心臟病。

☆注意要點：本穴直刺過深，可傷及肺臟，一般用斜刺法，對初學者更是如此。

（7）心俞（背俞）

【名稱釋義】：「心」，心臟，本穴為心臟之氣轉輸的地方，所以稱作心俞。

【取穴方法】：背部，在第五胸椎棘突下，旁開1.5寸處取穴。

【刺灸方法】：同厥陰俞。

@主治病症：冠心病、心律失常、神經衰弱、精神分裂症、肋間神經痛。

☆注意要點：同厥陰俞。

（8）膈俞（背俞，血會）

【名稱釋義】：「膈」，橫膈膜，本穴與橫膈相對應，所以稱為膈俞。

【取穴方法】：背部，在第七胸椎棘突下，旁開1.5寸處取穴。

【刺灸方法】：向下或脊椎旁斜刺0.5～0.8寸，局部痠脹感。艾炷灸3～5壯，艾條溫灸10～15分鐘。

@主治病症：呃逆（膈肌痙攣）、神經性嘔吐、咯血。

☆注意要點：同厥陰俞。經解剖觀察，此穴的肌肉層最薄，不可深刺。

（9）肝俞（背俞）

【名稱釋義】：「肝」，肝臟，本穴為肝臟氣血轉輸之處，所以稱為肝俞。

【取穴方法】：背部，在第九胸椎棘突下，旁開1.5寸處取穴。

【刺灸方法】：同膈俞穴。

@主治病症：急慢性肝炎、膽囊炎、眼病、神經衰弱。

☆注意要點：不宜針刺過深，以免損傷肺臟，引起氣胸。

（10）膽俞（背俞）

【名稱釋義】：「膽」，膽腑，本穴為膽的背俞穴，故稱膽俞。

【取穴方法】：　部，在第十胸椎棘突下，旁開1.5寸處取穴。

【刺灸方法】：同膈俞穴

@主治病症：膽囊炎、肝炎症。

☆注意要點：同肝俞。

⊕ 每日練習

1．睛明、攢竹在針刺時應注意什麼？

2．今天所介紹的背俞穴有哪些？針刺背部穴位應注意什麼？

5

⊙ 足太陽膀胱經穴（二）

（11）脾俞（背俞）

【名稱釋義】：「脾」，脾臟，本穴為脾臟的背俞穴，所以稱為脾俞。

【取穴方法】：背部，在第十一胸椎棘突下，旁開1.5寸處取穴。

【刺灸方法】：直刺，微斜向椎體，深0.8～1寸，局部痠、麻、脹感。艾炷灸3～5壯，艾條溫灸15～20分鐘。

@主治病症：胃炎、消化性潰瘍病、胃下垂、子宮脫垂、肢體乏力。

☆注意要點：本穴不能針刺過深，以免傷及腎或肝臟。

（12）胃俞（背俞）

【名稱釋義】：「胃」，胃腑，本穴為胃的背俞穴，所以稱為胃俞。

【取穴方法】：背部，在第十二胸椎棘突下，旁開1.5寸處取穴。

【刺灸方法】：同脾俞穴。

@主治病症：胃痛、消化性潰瘍病、胰腺炎、胃炎。

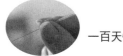

☆注意要點：同膽俞穴。

（13）腎俞（背俞）

【名稱釋義】：「腎」，腎臟，本穴為腎臟之氣轉輸之處，故名腎俞。

【取穴方法】：腰部，在第二腰椎棘突下，旁開1.5寸處取穴。

【刺灸方法】：直刺，微斜向椎體，深度可達1.5～2寸，腰部痠脹，或有電麻感向臀部及下肢放散。艾炷灸3～5壯，艾條溫灸10～15分鐘。

@主治病症：腎炎、腎結石、尿路感染、小兒遺尿、腰部軟組織損傷、腰腿痛。

☆注意要點：在進針時，針尖應偏向脊椎，不可偏向外側，以免刺傷腎臟。

（14）大腸俞（背俞）

【名稱釋義】：「大腸」，大腸腑，本穴為大腸之氣轉輸之處，所以稱大腸俞。

【取穴方法】：腰部，在第四腰椎棘突下，旁開1.5寸處取穴。

【刺灸方法】：有兩種刺法。①直刺：深1～2寸，局部痠脹。②斜刺：針尖略向外，進針2～3寸，有電麻感向下肢放散。艾炷灸5～7壯，艾條溫灸10～20分鐘。

@主治病症：急慢性腸炎、遺尿、腰部軟組織損傷、坐骨神經痛。

☆注意要點：直刺法用於一般病症，斜刺法用於坐骨神經痛。

（15）次髎

【名稱釋義】：「次」，第二；「髎」，孔穴，這裡指骶骨後空。因為本穴在第二骶骨後孔中，所以稱次髎。

【取穴方法】：骶部，髂後上棘內下方，適對第二後孔處取穴。

【刺灸方法】：直刺，將針刺入後孔，深1～2寸，針感以部痠脹為主，可向小腹或下肢放射。艾炷灸3～5壯，艾條溫灸10～15分鐘。

@主治病症：坐骨神經痛、閉經、痛經、尿失禁、下肢癱瘓。

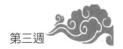

☆注意要點：針刺時須摸準髎孔，垂直或略向上刺入，如刺不進孔，可在穴位周圍探尋，直至進入。不宜刺得太深，以免損傷直腸、膀胱等組織。

（16）殷門

【名稱釋義】：「殷」，有深厚、正中的意思；「門」，指經氣出入的門戶。本穴正當大腿後正中肌肉豐厚處，所以稱殷門。

【取穴方法】：伏臥，在大腿後面，承扶與委中的連線上，承扶穴下6寸處取穴。

【刺灸方法】：直刺2～2.5寸，局部痠脹感，或有電麻感，上傳至臀，或向下擴散到足部。艾炷灸3～5壯，艾條溫灸10～15分鐘。

@主治病症：腰痛、坐骨神經痛、下肢癱瘓。

☆注意要點：本穴在治療腰痛時，針尖可略向上，使針感向上傳導；治療其他病症，可直刺或針尖略向下，使針感下傳。但要注意，如出現電麻感，刺激不可太重，提插2～3下即略提針。

（17）委中（合穴）

【名稱釋義】：「委」，彎曲，這裡指膝彎部；「中」，中央。穴位在膝彎的正中，所以稱為委中。

【取穴方法】：伏臥，在膕橫紋的中點，兩筋（股二頭肌腱與半腱肌肌腱）的中間取穴。

【刺灸方法】：直刺，深0.5～1寸，局部痠脹，或有電麻感向足底放射；三稜針點刺出血；艾條溫灸5～7分鐘。

@主治病症：急性腰扭傷、中風偏癱、坐骨神經痛、膝關節腫痛。

☆注意要點：為獲得向下傳導針感，可令病人仰臥抬腿（不能自己抬腿者，可由他人幫助將腿抬高），在穴位正中進針0.5～0.8分，多可出現電麻感放射至足，但應注意，刺激2～3下即可。本法用治坐骨神經痛和中風偏癱。三稜針點刺，多用於急性腰扭傷。

（18）膏肓

【名稱釋義】：「膏」，指心尖脂肪；「肓」，指心臟和膈膜之間的膜。古人認為心下部位稱「膏」，心下膈上稱「肓」。該穴是膏脂肓膜之氣轉輸的地方，所以稱為膏肓。

【取穴方法】：伏臥，在背部，第四胸椎棘突下，旁開3寸處取穴。

【刺灸方法】：斜刺，從背側前外方刺入，深0.5～1寸，局部痠脹，有時可擴散至肩胛部。

艾炷灸7～15壯，艾條溫灸15～20分鐘。

@主治病症：支氣管炎、哮喘、久病體虛。

☆注意要點：本穴一般以灸法治療為主；如用針刺，深度直刺不可超過0.8寸（本穴經解剖觀察到極限深度為3.5公分），否則易傷及肺臟。

（19）志室

【名稱釋義】：「志」，意志；「室」，處所。根據中醫理論，腎藏志，該穴在腎俞的兩旁，又為腎氣輸注之處，所以稱為志室。

【取穴方法】：伏臥，在腰部，第二腰椎棘突下，旁開3寸處取穴。

【刺灸方法】：有兩種刺法。①直刺：深度為0.5～0.8寸，局部痠脹。②斜刺：向腎俞方向，進針2～3寸，局部痠脹，可放射至臀部或下肢。艾炷灸5～7壯，艾條溫灸10～20分鐘。

@主治病症：腎下垂、腰痛、腎炎、前列腺炎。

☆注意要點：本穴直刺深度極限，不可超過1寸。斜刺法主要用於腰痛。

（20）秩邊

【名稱釋義】：「秩」，次序；「邊」，邊緣。本穴為膀胱經中背部排列在最下邊的穴位，所以稱為秩邊。

【取穴方法】：伏臥，在臀部，平第四後孔，正中脊旁開3寸處取穴。

【刺灸方法】：有兩種刺法。①直刺：進針2～3寸，局部痠脹，痠

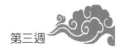

麻感可向足部放射。②斜刺：向內成45°刺，進針2.5～4寸，針感可向小腹及會陰部放散。艾炷灸5～7壯，艾條溫灸15～20分鐘。

@主治病症：坐骨神經痛、下肢癱瘓、陽痿、功能性不射精症。

☆注意要點：直刺用於坐骨神經痛、下肢癱瘓；斜刺用於生殖系統疾病。

（21）承山

【名稱釋義】：「承」，承接；「山」，山谷。小腿部腓腸肌下端，形如山谷，穴在它下方凹陷中，故稱承山。

【取穴方法】：在小腿後面正中，委中與崑崙之間，伸直小腿或足跟上提時，腓腸肌肌腹下出現尖角凹陷處取穴。

【刺灸方法】：直刺1～1.5寸，局部痠脹感。艾條溫灸10～15分鐘。

@主治病症：坐骨神經痛、腓腸肌痙攣、痔。

☆注意要點：承山針刺時不宜做過大幅度的提插或捻轉，否則容易遺留明顯的痠脹不適感。

（22）崑崙（經穴）

【名稱釋義】：「崑崙」，原指高山，這裡形容外踝高突和山一樣，穴位在它的旁邊，故名。

【取穴方法】：足部外踝後方，在外踝尖與跟腱之間的凹陷處取穴。

【刺灸方法】：針刺法有兩種。①直刺：深0.5～1寸，局部痠脹並向小趾放散。②斜刺：針尖向上刺，深1～2寸，局部痠脹可擴散至足跟或足趾。艾炷灸3～5壯，艾條溫灸5～15分鐘。

@主治病症：頭痛、急性腰扭傷、下肢癱瘓、甲狀腺腫大、胎位不正、坐骨神經痛。

☆注意要點：本穴直刺用於一般病症；斜刺用於治療甲狀腺腫大。

（23）至陰（井穴）

【名稱釋義】：「至」，到達；「陰」，這裡指足少陰腎經。因為

足太陽膀胱經在此穴脈氣與足少陰經相接。所以稱為至陰。

【取穴方法】：在足小趾末節的外側，距離趾甲角0.1寸處取穴。

【刺灸方法】：斜刺向上，進針0.1～0.2寸，或點刺出血，以局部疼痛為主。艾條溫灸10～30分鐘。

@主治病症：胎位不正、滯產、頭痛。

☆注意要點：灸法主要用於胎位不正的治療。

（24）本經小結

☆取穴要點：脊推、臀紋、膕紋、分肉、踝部。脊推正中旁開1.5寸取第一側線的背俞穴；旁開3寸取第二側線穴；臀紋中點取承扶；膕紋中點取委中；腓腸肌下界兩頭分歧處取承山；踝尖與跟腱間凹陷處取崑崙等。

☆主治重點：臟腑病、頭面病及局部病症。

⊕ 每日練習

回憶一下今天所學穴位的取穴方法和主治。

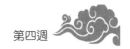

・第四週

1

⊙ **足少陽膽經穴**

（1）瞳子髎

【名稱釋義】：「瞳子」，指眼；「髎」，孔穴。該穴在眼旁，所以稱瞳子髎。

【取穴方法】：在面部，目外眥（外眼角）旁，眶外緣凹陷處取穴。

【刺灸方法】：平刺，向太陽穴方向（即向後），進針0.8～1寸，局部脹感，有時可放射至耳道。艾條溫灸5～10分鐘。

@主治病症：頭痛、中心性視網膜炎、視神經萎縮、面神經癱瘓。

☆注意要點：本穴不宜直接灸。

（2）聽會

【名稱釋義】：「聽」，聽覺；「會」，會聚。指此穴可會聚聽覺，故名。

【取穴方法】：在面部，耳屏間切跡的前方（即耳屏前下方），下頜骨髁突後緣，張口有凹陷處取穴。

【刺灸方法】：直刺，令病人略張口，針尖微向後斜，刺入1～1.5寸，耳內脹痛。艾條溫灸10～15分鐘。

@主治病症：耳鳴、耳聾、面神經麻痺、牙痛。

☆注意要點：本穴針刺較痛，取準穴位後，進針宜快。

（3）陽白

【名稱釋義】：「陽」，指額部；「白」，光明的意思。本穴在前額，又有治療眼病的作用，所以稱為陽白。

【取穴方法】：在前額部，眉上1寸，正對瞳孔處取穴。

【刺灸方法】：平刺，針尖可向眉中、眉頭、眉梢透刺，針深1～1.5寸，額區脹痛感，有時可擴散至頭頂部。艾條溫灸3～5分鐘。

@主治病症：前額痛、面神經麻痺、眼瞼下垂、眼病。

☆注意要點：本穴一般向眉中平刺，如為面癱，可向眉頭或眉梢透刺。

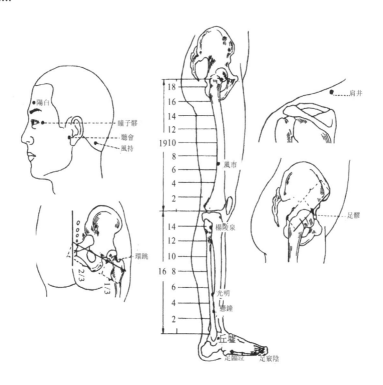

圖27足少陽膽經穴

（4）風池

【名稱釋義】：「風」，指風邪；「池」，池塘，這裡指凹陷。本穴在項側凹陷處，是風邪易於侵犯的地方，所以稱風池。

【取穴方法】：項部，枕骨下面，與風府穴相平，在胸鎖乳突肌與

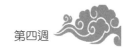

斜方肌的上端之間凹陷處取穴。

【刺灸方法】：有兩種刺法。①直刺：向鼻尖方向刺入0.5～1.2寸，局部痠脹，並可向頭頂、顳部、前額或眼眶擴散。②透刺：針尖向對側風池方向透刺，局部痠脹，有時擴散到項部。艾條溫灸10～15分鐘。

@主治病症：感冒、頭痛、眼病、高血壓、癲癇、頸項強痛。

☆注意要點：本穴為危險穴位之一，直刺深度不可超過1.2寸，不能向對側耳屏或耳屏前緣方向深刺，以防止刺入顱腔。上述刺法中，直刺為常用刺法，透刺多用於後頭痛或頸項強直。

（5）肩井

【名稱釋義】：「肩」，肩部；「井」，此指凹陷。該穴在肩部的凹陷處，所以稱肩井。

【取穴方法】：肩上，在大椎與肩峰端連線的中點上。前面直對乳頭。

【刺灸方法】：直刺或略向後方斜刺0.5～1寸。局部痠脹，可放射到肩背部。艾炷灸3～7壯，艾條溫灸10～15分鐘。

@主治病症：肩痛、中風偏癱、乳腺炎、嗜睡。

☆注意要點：肩井屬危險穴之一，其深度不可超過1寸，尤其是消瘦者人，且不宜向前內下方刺。

（6）居髎

【名稱釋義】：「居」，與「倨」的意思相通，即蹲下；「髎」，這裡指空隙。在蹲下時，股部出現凹陷處就是本穴，所以稱居髎。

【取穴方法】：在髖部，髂前上棘與股骨大轉子最凸點連線的中點，側臥取穴。

【刺灸方法】：有兩種針刺法。①直刺：深1～2寸，局部痠脹。②斜刺：針尖向髖關節方向，進針2～3寸，痠脹感擴散至髖關節。艾炷灸5～7壯，艾條溫灸10～15分鐘。

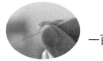

@主治病症：髖部疼痛腫脹、急性腰扭傷、下肢癱瘓、腰腿痛。

☆注意要點：一般以直刺為主；髖部疼痛腫脹宜用斜刺法。

（7）環跳

【名稱釋義】：「環」，為圓形，指臀部；「跳」，跳躍。因為本穴在臀部，又治療下肢活動方面的疾病，所以稱為環跳。

【取穴方法】：令病人側臥屈股，在股外側部，當股骨大轉子最凸點與 管裂孔（尾骶骨）連線的外1/3與中1/3交點處取穴。

【刺灸方法】

：有兩種針刺法。①直刺：針尖略偏會陰，深2～3寸，局部痠脹，或有電麻感向足部放射。②斜刺：向髖關節方向左右探刺，深1.5～2.5寸，痠脹感擴散至髖關節。艾炷灸7～10壯，艾條溫灸15～20分鐘。

@主治病症：坐骨神經痛、下肢癱瘓、臀部軟組織損傷。

☆注意要點：直刺主要用於坐骨神經痛和下肢癱瘓；斜刺用於臀部軟組織損傷。

（8）風市

【名稱釋義】：「風」，指被風邪侵襲的疾病；「市」，集市，聚集。因為本穴可治療多種風邪所致的疾病而用此名。

【取穴方法】：有兩種方法。①大腿外側部的中線上，在膕橫紋上7寸處取穴。②直立垂手，中指尖所指處取穴。

【刺灸方法】：直刺1.5～2寸，局部痠脹，有時可向下擴散。艾炷灸5～7壯，艾條溫灸10～15分鐘。

@主治病症：下肢癱瘓、坐骨神經痛，股外側皮神經炎、蕁麻疹。

（9）陽陵泉（合穴）

【名稱釋義】：「陽」，指外，這裡指小腿外側面；「陵」，高突處，這裡指腓骨小頭；「泉」，指凹陷部。本穴在小腿外側，腓骨小頭下凹陷中，所以叫陽陵泉。

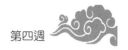

【取穴方法】：小腿外側，在腓骨頭前下方凹陷中取穴。

【刺灸方法】：直刺，向脛骨後緣斜下刺入，深1.5～2寸，痠脹感可向下擴散。艾炷灸4～7壯，艾條溫灸10～15分鐘。

@主治病症：膽囊炎、膽石症、膽道蛔蟲病、下肢癱瘓、坐骨神經痛、肋間神經痛。

（10）足光明（絡穴）

【名稱釋義】：本穴能治療眼病，有開光明目的功能，所以稱為光明穴。因人體上有兩處光明穴，此穴在足部，故名。

【取穴方法】：小腿外側，外踝尖上5寸，在腓骨前緣取穴。

【刺灸方法】：直刺，針尖略向上，深1～1.5寸，痠脹感，有時可向膝部或足背外側擴散。艾炷灸3～5壯，艾條溫灸10～15分鐘。

@主治病症：視神經萎縮、慢性單純性青光眼、早期白內障、頭痛、下肢癱瘓疼痛。

（11）懸鐘（髓會穴）

【名稱釋義】：「懸」，懸掛；「鐘」，即踵，指足跟。因為穴在上面，而足跟像垂掛在下面，所以稱懸鐘。

【取穴方法】：小腿外側，外踝尖上3寸，在腓骨前緣取穴。

【刺灸方法】：有兩種針刺法。①直刺：深0.8～1寸，局部痠脹感。②透刺：針尖透向三陰交穴，進針1.5～2寸，痠脹感可向足底部放散。艾炷灸3～5壯，艾條溫灸10～15分鐘。

@主治病症：中風偏癱、坐骨神經痛、落枕、頭痛。

☆注意要點：一般用直刺法，中風偏癱可用透刺法。

（12）足臨泣（輸穴；八脈交會穴之一，通於帶脈）

【名稱釋義】：「臨」，上對下的意思；「泣」，眼淚，中醫學認為是肝之液。本穴在足的上面，又主治眼病，所以稱臨泣。頭部有同名穴頭臨泣，為區別，故名足臨泣。

【取穴方法】：在足背外側，足第四趾本節（即第四蹠趾關節）的

後方，小趾伸肌腱的外側凹陷處取穴。

【刺灸方法】：直刺，深0.5～0.7寸，局部痠脹為主，有時可向第四趾端擴散。艾炷灸1～3壯，艾條溫灸5～10分鐘。

主治病症：頭痛、中風偏癱、結膜炎、乳腺炎。

（13）足竅陰（井穴）

【名稱釋義】：「竅」，指關竅；「陰」，這裡指足厥陰經。本穴為足少陽經的最後一穴，是與足厥陰經交接的地方，所以稱竅陰。為了和頭部同名穴頭竅陰區別，故名「足竅陰」。

【取穴方法】：足第四趾末節外側，在距趾甲角0.1寸處取穴。

【刺灸方法】：斜刺，針尖向上進針0.2～0.3寸，針感以疼痛為主；亦可用三稜針點刺出血。艾條溫灸5～10分鐘。

@主治病症：偏頭痛、結膜炎、發熱。

☆注意要點：三稜針刺血多用於結膜炎，一般病症以斜刺為主。

（14）本經小結

☆取穴要點：目外眥、耳屏下、股骨大轉子、腓骨前後緣。目外眥外取瞳子髎；耳屏下取聽會；股骨大轉子與髂前上棘連線中點取居髎，與骶管裂孔連線外1/3處取環跳；腓骨前緣取陽陵泉、足光明；腓骨後緣取懸鐘。

☆主治重點：頭面病、膽囊病及局部病症。

⊕ 每日練習

1．試述居髎、環跳、陽陵泉的取穴特點。

2．針刺肩井穴應注意什麼？

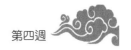

2

⊙ 足太陰脾經穴

（1）隱白（井穴）

【名稱釋義】：「隱」，隱藏；「白」，白色，這裡指赤白肉際部位。該穴位於大趾末節內側，好像隱藏於赤白肉際中，所以稱隱白。

【取穴方法】：在足大趾末節內側，距趾甲角0.1寸處取穴。

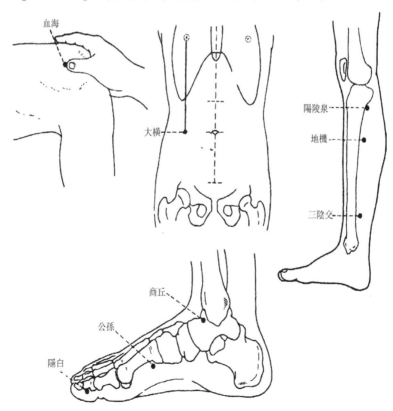

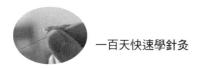

圖28足太陰脾經穴

【刺灸方法】：斜刺，針尖向上進針0.1～0.2寸，局部痛點，三稜針點刺出血。艾條溫灸5～7分鐘。

@主治病症：月經過多、消化道出血、腹痛、小兒驚風。

☆注意要點：月經過多及消化道出血者用灸法；小兒驚風宜點刺出血；其餘病症用斜刺法。

（2）公孫（絡穴；八脈交會穴之一，通沖脈）

【名稱釋義】：「公孫」，原為古代黃帝軒轅氏的姓。這裡係因與該穴相通的絡脈分支叫公孫，所以將它也稱為公孫。

【取穴方法】：在足內側緣，當第一蹠骨基底的前下方取穴。

【刺灸方法】：有兩種針刺法。

①　直刺：深0.5～1寸，局部痠脹感。②透刺：針尖向湧泉方向，深1.5～2寸，針感可擴散至足底。艾條溫灸10～15分鐘。

@主治病症：胃痛、嘔吐、急慢性腸炎、痛經、心煩失眠。

☆注意要點：本穴在治療胃腸病症時，常與內關相配。一般用直刺法；治療心煩失眠可採用透刺法。

（3）三陰交

【名稱釋義】：「三陰」，指足部三條陰經（肝經、脾經、腎經）；「交」，交會。該穴是足部三條陰經交會的地方，所以稱三陰交。

【取穴方法】：在小腿內側，足內踝尖上3寸，脛骨內側緣後方取穴。

【刺灸方法】：有三種刺法。①直刺：0.5～1.5寸，局部痠脹。②透刺：針尖向懸鐘，深1.5～2寸，痠脹明顯，有時有電麻感向足部放射。③斜刺：針尖向上，進針1.5～2.5寸，針感有時可向上放散到膝部。艾炷灸3～7壯，艾條灸10～15分鐘。

@主治病症：急慢性腎炎、急慢性腸炎、子宮出血、尿瀦留、遺

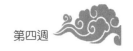

尿、陽痿、失眠、高血壓、滯產、中風偏癱。

☆注意要點：本穴不宜用於孕婦治療。直刺法用於一般病症。透刺法用於中風偏癱。斜刺法多用於治療泌尿生殖系統的疾病。

（4）地機（郤穴）

【名稱釋義】：「地」，土地，這裡指脾經，因為脾在五行中屬土；「機」，機要，關鍵的地方，本穴是脾經的郤穴，是氣血聚集的關鍵之地，所以稱地機。

【取穴方法】：小腿內側，陰陵泉下3寸，在陰陵泉和內踝尖的連線上取穴。

【刺灸方法】：直刺，深1.2～1.5寸，局部痠脹，有時可擴散到小腿部。艾炷灸3～5壯，艾條灸10～15分鐘。

@主治病症：痛經、月經不調、功能性子宮出血、腹痛腹脹。

（5）陰陵泉（合穴）

【名稱釋義】：「陰」，指小腿內側；「陵」，高突的山丘，指脛骨內側髁；「泉」，此指凹陷。穴在小腿內側脛骨內側髁下凹陷中，所以稱陰陵泉，與陽陵泉相對。

【取穴方法】：小腿內側，在脛骨內側髁後下方凹陷處取穴。

【刺灸方法】：有兩種針法。①直刺：沿脛骨後緣刺入1～1.5寸，局部痠脹，可向下擴散。②斜刺：針尖向上，痠脹感有時可擴散至膝部。艾炷灸3～5壯，艾條溫灸10～15分鐘。

@主治病症：水腫、尿瀦留、腸炎、腎炎、膝及小腿腫脹疼痛。

☆注意要點：本穴具有較好的利水作用。一般採取直刺法。膝部腫痛及尿瀦留宜用斜刺法。

（6）血海

【名稱釋義】：「血」，血液；「海」，海洋。中醫認為脾統率血液，該穴是脾血歸聚的地方，如海洋一樣深廣，所以稱血海。

【取穴方法】：有兩種方法。

①屈膝，在大腿內側，髕底內側端上2寸，股四頭肌內側頭隆起處取穴。②病人屈膝，醫者以手掌心按於病人的膝部髕骨上，食（示）、中、無名（環）及小指伸直向上，拇指約成45°斜置，在大腿內上方，拇指尖下取穴。

【刺灸方法】：直刺0.8～1.5寸，局部痠脹，有時向髖部擴散。艾炷灸3～5壯，艾條溫灸10～15分鐘。

@主治病症：月經不調、子宮功能性出血、蕁麻疹、皮膚瘙癢症。

☆注意要點：取穴的兩種方法，第二種方法是簡易取穴法，但應參照第一種方法的標準。

（7）大橫

【名稱釋義】：「橫」，縱橫的橫，意思是旁側，該穴橫對臍中，且距離較天樞等穴為大，所以稱大橫。

【取穴方法】：在腹中部，距離臍中4寸處取穴。

【刺灸方法】：有兩種針法。①直刺：深1～1.5寸，局部脹重為主。②平刺：針尖向臍中方向進針2～2.5寸，針感可擴散至同側腹部。艾炷灸3～5壯，艾條溫灸10～15分鐘。

@主治病症：膽道及腸道蛔蟲症、腹瀉、便秘。

☆注意要點：本穴為治療蛔蟲症的有效穴位，針刺時用平刺法。一般病症用直刺法。

（8）本經小結

取穴要點：脛骨後緣、肌肉隆起部、臍旁。脛骨後緣取陰陵泉、地機、三陰交；股內側肌肌腹隆起最高點取血海；臍旁4寸取大橫。

☆主治重點：腸胃病、婦科病、泌尿生殖系統疾病及皮膚病。

⊕ 每日練習

1．足竅陰與隱白在主治上有什麼不同？

2．公孫、三陰交、地機、陰陵泉的刺灸方法及主治有何異同，請做一下比較。

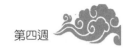

3

⊙ **足少陰腎經穴**

（1）湧泉（井穴）

【名稱釋義】：「湧」，指水向上冒；「泉」，泉水。本穴為腎經的井穴，比喻脈氣從足底出來的情況。

【取穴方法】：有兩種方法。

①足底第二、第三趾趾縫紋頭端與足跟連線的前1/3與後2/3交點上取穴。②卷足，在足前部凹陷處取穴。

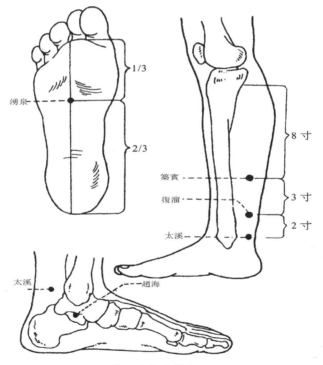

圖29足少陰腎經穴

【刺灸方法】：直刺，深0.5～0.8寸，局部痛脹，有時可擴散至踝部。艾條溫灸5～10分鐘。

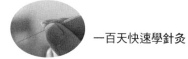

@主治病症：休克、高血壓、精神分裂症、暈厥、下肢癱瘓。

☆注意要點：取穴的兩法可互相參照；以第二種方法更為常用。本穴針刺時頗痛；除休克可予以強刺激、久留針外，一般均宜進針快，不留針；或留針時刺激須輕。本穴不宜用直接灸法。

（2）太溪（原穴）

【名稱釋義】：「太」，盛大的意思；「溪」，溪流。本穴為足少陰腎經的原穴，經氣從湧泉出來後，到這裡已彙聚成大溪，所以稱此名。

【取穴方法】：足內側，內踝後方，在內踝尖與跟腱之間的凹陷處取穴。

【刺灸方法】：有三種針刺法。①直刺：深0.5～0.8寸，局部痠脹。②透刺：針尖刺向崑崙穴，深0.8～1寸，局部痠脹可向足跟放散。③斜刺：針尖略偏向內踝，有電麻感放射至足底。艾炷灸3～5壯，艾條溫灸5～10分鐘。

@主治病症：慢性咽喉炎、足底痛、眩暈、失眠、牙痛。

☆注意要點：三種針刺法中，斜刺法主要用於足跟痛。一般用前兩種方法。

（3）照海（八脈交會穴之一，通陰蹻脈）

【名稱釋義】：「照」，昭，即明顯的意思；「海」，大海。因為此穴處脈氣明顯，闊大如海，所以稱為照海。

【取穴方法】：足內側，在內踝尖下方凹陷處取穴。

【刺灸方法】：針刺有兩法。

①直刺：進針0.5～0.8寸，局部痠脹感。②斜刺：針尖向下方刺入0.8～1寸，痠麻感向踝部或足內側放射。艾炷灸3～5壯，艾條溫灸10～15分鐘。

@主治病症：咽喉炎、失眠、高血壓、癲癇、足跟痛。

☆注意要點：向下斜刺主要治療足跟痛和高血壓。

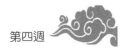

（4）複溜（經穴）

【名稱釋義】：「複」，重複，返回的意思；「溜」，同流。足少陰腎經的脈氣自湧泉流至太溪後，曾繞行一圈至照海，又從太溪直上到本穴，所以稱為複溜。

【取穴方法】：小腿內側，太溪直上2寸，在跟腱的前方取穴。

【刺灸方法】：直刺深1～1.5寸，局部痠脹，有時電麻感放射至足底。艾炷灸5～7壯，艾條溫灸10～15分鐘。

@主治病症：睪丸炎、功能性子宮出血、多汗症、下肢癱瘓。

（5）本經小結

☆取穴要點：凹陷、內踝、跟腱。凹陷：足底，卷足凹陷取湧泉；內踝：內踝後緣取太溪；下緣取照海；跟腱：跟腱內側前緣取複溜、築賓。

☆主治重點：泌尿生殖系統疾病；精神、神經系統疾病及局部病症。

⊙ 足厥陰肝經穴

（1）大敦（井穴）

【名稱釋義】：「大」，大小；「敦」，厚實。大趾的形狀大而厚，穴位在它的外側，所以稱大敦。

【取穴方法】：在足大趾末節外側，距趾甲角0.1寸處取穴。

【刺灸方法】：斜刺，針尖向上刺入0.2～0.3寸；或三稜針點刺出血，局部有痛感。艾條溫灸5～10分鐘。

@主治病症：功能性不射精、功能性子宮出血、滯產、暈厥。

☆注意要點：本穴針刺較痛；要求動作快捷。灸法多用於功能性不射精；刺血法以治療昏厥為主。

（2）行間（滎穴）

【名稱釋義】：「行」，通行；「間」，中間。比喻足厥陰肝經的

脈氣，行於兩趾之間的本穴，所以稱為行間。

【取穴方法】：在足背側，第一、第二趾間，趾蹼緣的後方赤白肉際處取穴。

【刺灸方法】：斜刺，針尖略向上進針0.5～1寸，局部脹痛，可向足背放散。艾條溫灸5～10分鐘。

@主治病症：高血壓、慢性單純性青光眼、月經過多、小兒驚風。

（3）太沖（原穴）

【名稱釋義】：「太」，盛大的意思；「沖」，沖盛。此穴是足厥陰肝經的原穴，氣血旺盛，所以叫太沖。

【取穴方法】：在足背側，第一蹠骨間隙後方的凹陷處取穴。

【刺灸方法】：有兩種針刺法。①直刺：深0.5～1寸，局部痠脹感。②透刺：針尖指向湧泉穴，進針1.2～1.5寸，局部痠脹，或電麻感向足底放散。艾炷灸3～5壯，艾條溫灸10～15分鐘。

@主治病症：頭痛、眩暈、功能性子宮出血、高血壓、神經衰弱、肝炎、乳腺炎。

☆注意要點：針刺法一般以直刺為主，高血壓及神經衰弱等宜用透刺法。

（4）蠡溝（絡穴）

【名稱釋義】：「蠡」，即瓢勺；「溝」，溝渠。形容穴位所在處的小腿肚形狀像瓢勺，脛骨內側像溝渠，所以稱為蠡溝。

【取穴方法】：在小腿內側，足內踝尖上5寸，脛骨內面中央取穴。

【刺灸方法】：有兩種針刺方法。

①直刺：沿脛骨後緣進針0.5～1寸，局部痠脹感。②斜刺：針尖向上，沿脛骨後緣進針1.5～2寸，採用提插捻轉的方法，痠脹感有時可放散到膝部，甚至到達生殖器。艾炷灸2～3壯，艾條溫灸10～15分鐘。

@主治病症：月經不調、睪丸炎、肝炎、濕疹。

☆注意要點：斜刺法主要用於生殖器疾病，一般病症用直刺法。

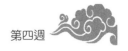

（5）章門（脾之募穴、臟會）

【名稱釋義】：「章」，有彰盛的意思；「門」，出入的地方。本穴既是脾的募穴，又是臟的會穴，是五臟氣血盛會之處，所以稱章門。

【取穴方法】：在側腹部，第十一肋游離端的下方。

【刺灸方法】：有兩種刺法。

①斜刺：向肋端（即游離端）刺入0.5～1寸，局部痠脹重感。②平刺：向前下方平刺1～1.5寸，側腹部脹重感。艾炷灸3壯，艾條溫灸10～20分鐘。

@主治病症：膽石症、脇痛、黃疸、消化不良。

☆注意要點：本穴為易發生意外穴位之一，據屍體解剖，直刺深度不宜超過0.5寸。針刺時，一種為斜刺法，向肋端刺，至針尖觸及肋骨即可，此法用於治療一般病症。一種為平刺法，即以15°沿皮下刺，多用以治療脇痛。

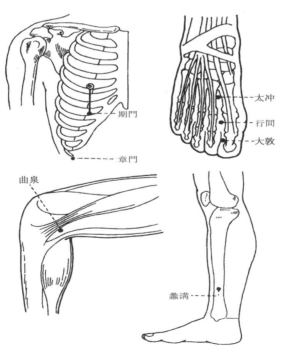

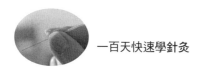

圖30足厥陰肝經穴

（6）期門（肝之募穴）

【名稱釋義】：「期」，週期；「門」，出入的要地。十二經脈的氣血從肺經雲門開始到本穴正好運行一個週期。所以稱為期門。

【取穴方法】：在胸部，乳頭直下，第六肋間隙，前正中線旁開4寸處取穴。

【刺灸方法】：斜刺，針尖偏向上或下肋緣，進針0.5寸左右，脹痛，有時向腹後壁放散。艾炷灸3～5壯，艾條溫灸10～15分鐘。

@主治病症：肋間神經痛、乳腺炎、乳腺增生病、膽囊炎、肝炎。

☆注意要點：本穴為易發生意外穴位之一，其針刺（直刺）深度不可超過0.5寸。一般採用斜刺法，以針尖觸及肋骨邊緣較為安全，如應用電針刺激，針尖宜沿肋間隙皮下平刺。

（7）本經小結

取穴要點：蹠趾關節、脛骨、肋骨。蹠趾關節：蹠趾關節前取行間，關節後取太沖；脛骨：脛骨內側面取蠡溝；肋骨：十一肋骨端取章門，第六肋間隙取期門。

☆主治重點：肝膽病症，生殖系統病症。

⊕ 每日練習

1．敘述腎經和肝經井穴的定位與主治。

2．敘述血海和大橫的針刺法和主治病症。

3．簡述照海、太溪、複溜的取穴方法。

<u>4</u>
=

⊙ **督脈穴**

(1) 長強（絡穴）

【名稱釋義】：「長」，這裡含位置高、統率的意思；「強」，強盛，盛大。本穴為督脈的第一穴，督脈統率所有的陽經，是陽經之長，氣血強盛，所以稱它為長強。

【取穴方法】：尾骨端下，在尾骨端與肛門連線的中點，伏臥取穴。

【刺灸方法】：令病人取肘膝位，貼近尾骨前緣呈45°向上斜刺1寸左右，局部痠脹，可擴散至肛門。艾條溫灸10～15分鐘。

@主治病症：癲癇、脫肛、痔瘡、前列腺炎。

☆注意要點：在針刺時，要貼近尾骨前緣，避免刺及位於前方的直腸。本穴不宜用直接灸法。

(2) 腰陽關

【名稱釋義】：「陽」，陽氣；「關」，關鍵的地方。本穴為陽氣通行的關鍵之處，又為了和膝部的同名穴（膝陽關）區別，故稱腰陽關。

【取穴方法】：腰部，後正中線上，在第四腰椎棘突下凹陷中取穴。

【刺灸方法】：有兩種針刺法。①直刺：針尖稍向上，進針1～1.5寸，局部脹重，至深部時，可有電麻感向兩下肢放散。②平刺：在棘突高處進針向下方沿皮刺1.5～2寸，局部脹重感。艾炷灸3～5壯，艾條溫灸10～15分鐘。

@主治病症：腰腿痛、下肢癱瘓、陽痿、盆腔炎。

☆注意要點：直刺不可過深；如有電麻感，應將針尖略往上提。平刺主要適用於初學者針刺。

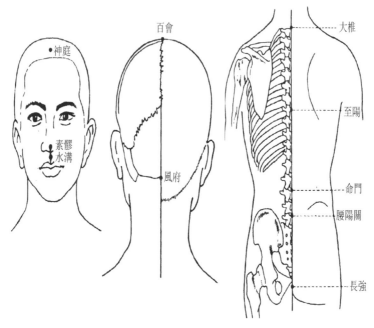

圖31督脈穴

（3）命門

【名稱釋義】：「命」，生命；「門」，門戶。因為該穴在左右腎俞穴的中間，腎氣是一身的根本，所以稱它為命門。

【取穴方法】：腰部，後正中線上，在第二腰椎棘突凹陷中取穴。

【刺灸方法】：有兩種刺法。①直刺：進針1～1.5寸，局部脹重感，深刺時有電麻感向兩下肢放散。②平刺：從棘突高處，向下平刺1.5～2寸，局部脹重感。艾炷灸5～7壯，艾條溫灸10～20分鐘。

@主治病症：急性腰扭傷、下肢癱瘓、不育症、遺尿、盆腔炎。

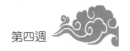

☆注意要點：同腰陽關穴。

（4）**至陽**

【名稱釋義】：「至」，極端的意思；「陽」，陽氣。中醫學認為，背部屬陽，督脈主陽，而橫膈以上更為陽中之陽。該穴在橫膈以上，所以稱為至陽。

【取穴方法】：有兩種取穴方法。①背部，後正中線上，在第七胸椎棘突下凹陷中取穴。②在後正中線上，與肩胛骨下角相平的棘突下取穴。

【刺灸方法】：有兩種針刺法。①直刺：0.5～1寸，局部有脹重感，或有電麻感向下背放散。②平刺：自棘突高處進針，向下方沿皮刺1～2寸，局部有脹重感。艾炷灸3～5壯，艾條溫灸10～15分鐘。

@主治病症：肝炎、膽囊炎、冠心病心絞痛、瘧疾、膽道蛔蟲症。

☆注意要點：同腰陽關穴。

（5）**大椎**

【名稱釋義】：「大」，大小；「椎」，原來指一種錘擊的工具，後來因為形狀相似，所以用它稱脊椎骨。該穴在第七頸椎下，因此椎骨的棘突隆起最高，所以稱大椎。

【取穴方法】：頭略向前低，後正中線上，在第七頸椎棘突下（即頸部突起最明顯的兩個棘突間）取穴。

【刺灸方法】：有兩種針刺法。①直刺：微斜向下，進針1～1.2寸，局部脹重，可向下或兩肩擴散，如進針較深可引起強烈電麻感。②平刺：在棘突高處向下沿皮刺1.5～2寸，局部有脹重感。艾炷灸5～7壯，艾條溫灸10～15分鐘。

@主治病症：發熱、感冒、瘧疾、精神分裂症、癲癇、支氣管炎、哮喘、中暑。

☆注意要點：本穴為易發生意外穴位之一，不可深刺，如出現電麻感，表明進針過深，應立即退出。

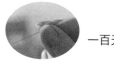

（6）風府

【名稱釋義】：「風」，指風邪；「府」，這裡指聚集的部位。因為是指風邪集結的部位，所以稱風府。

【取穴方法】：項部，後髮際正中直上1寸，在枕外隆凸直下，兩側斜方肌之間凹陷中取穴。

【刺灸方法】：直刺，病人伏案正坐位，頭微前傾，使項肌放鬆，向下頜方向刺入0.8～1寸。局部有痠脹感。艾條溫灸5～10分鐘。

@主治病症：頭痛、感冒、內耳性眩暈、假性球麻痺。

☆注意要點：本穴為易發生意外穴位之一；其深度如果到1.5寸，就可能損傷延髓；因此，本穴不能深刺，亦不可作反覆提插、捻轉。如病人出現上下放散的痠脹感時，表明針尖已達到硬脊膜，應立即退針，以免造成嚴重後果。如病人針刺後出現頭痛頭昏等感覺時，應考慮是否造成蛛網膜下腔出血，宜轉科檢查和觀察。

（7）百會

【名稱釋義】：「百」，表示數量多；「會」，會聚。本穴在頭頂，是各條經脈會聚的地方，所以稱百會。

【取穴方法】：頭部，當前髮際正中直上5寸處，或在兩耳尖連線和前後正中線的交點上取穴。

【刺灸方法】：平刺，向前後或左右，進針0.5～1.5寸，局部脹痛。艾炷灸3～10壯，艾條溫灸5～15分鐘。

@主治病症：頭痛、高血壓、內耳性眩暈、休克、競技綜合症、脫肛、神經衰弱。

☆注意要點：囟門未閉的小兒，不宜取本穴位。本穴易於出血，出針後注意用消毒乾棉球按壓。

（8）上星

【名稱釋義】：「上」，上部；「星」，星星，這裡指光明。該穴位於頭的上部，又有治療眼病使它重見光明的功能，所以稱為上星。

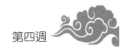

【取穴方法】：頭部，在前髮際正中直上1寸處取穴。

【刺灸方法】：平刺，針尖沿皮向後進針0.5～1寸，局部脹痛感。艾條溫灸5～10分鐘。

@主治病症：頭痛、鼻炎、眼病。

（9）**素髎**

【名稱釋義】：「素」，白色。中醫理論認為肺開竅於鼻，肺所主的顏色是白色；「髎」，孔穴。因為該穴在鼻尖上，所以稱為素髎。

【取穴方法】：面部，在鼻尖的正中央取穴。

【刺灸方法】：斜刺，針尖從鼻尖端斜向上刺入，深0.3～0.5寸。局部痠痛，有時可放散至鼻根、鼻腔部。

@主治病症：休克、心動過緩、鼻炎、呃逆。

☆注意要點：本穴針刺較痛，動作宜輕捷。一般不用灸法。

（10）**水溝**

【名稱釋義】：「水」，指涕水；「溝」，溝渠，此指口鼻間的人中溝。穴位在人中溝的中間，故名。本穴又名人中。

【取穴方法】：面部，在人中溝的上1/3與中2/3的交界處取穴。

【刺灸方法】：有兩種刺法。①直刺：進針0.2～0.3寸，局部痛感。②平刺：從下向上刺入，進針0.5～1寸，痛感為主，捻轉時亦可有痠脹感。

@主治病症：休克、昏迷、急性腰扭傷、精神分裂症、癲癇、症、暈厥。

☆注意要點：一般用直刺法，病情較重者用平刺法。本穴一般不灸。

（11）**本經小結**

☆取穴要點：椎間、髮際、鼻尖、溝中。椎間：背部的穴位均在兩椎間取穴。髮際：後髮際上1寸取風府，前髮際上1寸取上星；鼻尖取素髎；溝中：人中溝上1/3處取水溝。

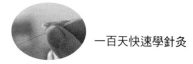

☆主治重點：精神、神經性疾病、肢體病⋯

⊕ 每日練習

1．章門、期門針刺時要注意什麼？

2．長強、命門、腰陽關都為督脈穴，在主治上有什麼不同？

3．風府、曲骨在針刺時要注意什麼？

5

⊙ 任脈穴

（1）曲骨

【名稱釋義】：「曲骨」，原為古代解剖學中的骨名，即現代所稱的恥骨聯合處，穴在該處，所以也稱為曲骨。

【取穴方法】：下腹部，在前正中線上，恥骨聯合上緣的中點處取穴。

【刺灸方法】：直刺，進針1～1.5寸，局部痠脹，有時痠麻感可放射至會陰部。艾條溫灸10～15分鐘。

@主治病症：陽痿、功能性不射精、尿瀦留、遺尿。

☆注意要點：本穴針刺前應囑病人先排盡小便。

（2）中極（膀胱之募穴）

【名稱釋義】：「中」，中點；「極」，盡頭。穴位所在處為一身的中點，又是軀幹的盡頭處，所以稱中極。

【取穴方法】：下腹部，在前正中線上，臍中下4寸處取穴。

【刺灸方法】：直刺，深1～1.5寸，局部痠脹，可放散至會陰部。艾

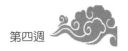

炷灸3～7壯，艾條溫灸10～15分鐘。

　　@主治病症：遺尿、尿瀦留、陽痿、功能性不射精、痛經、尿路感染。

　　☆注意要點：同曲骨穴。

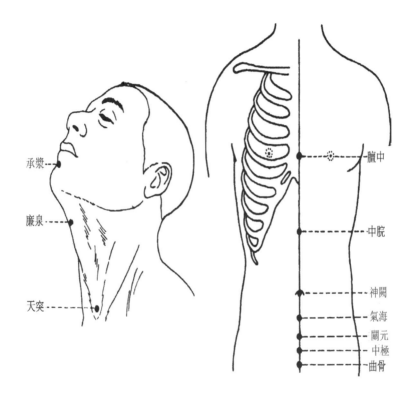

圖32任脈穴

（3）關元（小腸之募穴）

　　【名稱釋義】：「關」，閉藏；「元」，生命的本元。本穴是元陰元陽閉藏的地方，所以稱關元。

　　【取穴方法】：下腹部，在前正中線上，臍中下3寸處取穴。

　　【刺灸方法】：直刺，深1～1.5寸，局部痠脹，有時可放散到會陰

部。艾炷灸5～10壯，艾條溫灸15～20分鐘。

@主治病症：休克早期、抗衰老、尿瀦留、陽痿、功能性不射精、遺尿、子宮脫垂。

☆注意要點：孕婦不適宜刺灸；其餘同曲骨穴。

（4）氣海

【名稱釋義】：「氣」，元氣；「海」，彙聚之處。該穴為元氣彙聚的地方，所以稱氣海。

【取穴方法】：下腹部，在前正中線上，臍中下1.5寸處取穴。

【刺灸方法】：直刺，深1.2～1.5寸，局部痠脹，有時可放散至會陰部。艾炷灸5～10壯，艾條溫灸15～20分鐘。

@主治病症：腹痛、腹脹、尿瀦留、胃下垂、功能性子宮出血、痛經、子宮脫垂。

☆注意要點：同關元穴。

（5）神闕

【名稱釋義】：「神」，指神氣；「闕」，門樓，牌樓。神闕是指神氣通行的門戶。

【取穴方法】：腹中部，在臍中央取穴。

【刺灸方法】：隔鹽或隔薑灸7～14壯，艾條溫灸15～20分鐘。

@主治病症：急慢性腸炎、蕁麻疹、休克、脫肛。

☆注意要點：本穴一般不針刺；但可由關元進針後向神闕透刺。

（6）中脘（胃之募穴，腑會）

【名稱釋義】：「中」，中部；「脘」，指胃腑。古人認為該穴在胃腑的中部，所以稱為中脘。

【取穴方法】：上腹部，在前正中線上，臍中上4寸處取穴。

【刺灸方法】：直刺，深1.2～1.5寸，上腹部有悶脹沉重感或胃部有收縮感。艾炷灸5～7壯，艾條溫灸10～15分鐘。

@主治病症：消化性潰瘍病、急慢性胃炎、胃下垂、胃扭轉、呃

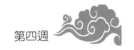

逆、嘔吐、急性胰腺炎。

☆注意要點：中脘穴亦屬易發生意外穴位之一。其深度一般不應超過1.5寸。對瘦弱者尤其如此。如有肝脾腫大，不可向左右透刺，以免引起內臟損傷。

（7）膻中（心包之募穴、氣會）

【名稱釋義】：「膻」，胸部；「中」，中央、中點。該穴位在胸部中央，所以稱為膻中。

【取穴方法】：胸部，在前正中線上，平第四肋間，兩乳頭連線的中點取穴。

【刺灸方法】：平刺，針尖向上，進針0.5～1寸，局部痠脹，或前胸有沉重感。艾炷灸3～5壯，艾條溫灸5～10分鐘。

@主治病症：哮喘、支氣管炎、冠心病心絞痛、心律失常、急性乳腺炎、乳腺增生病。

（8）廉泉

【名稱釋義】：「廉」，廉潔，這裡引申為清淨；「泉」，泉水。穴在舌下，內有潔淨的唾液如泉水湧出，所以稱為廉泉。

【取穴方法】：頸部，在前正中線上，結喉上方，舌骨上緣凹陷處取穴。

【刺灸方法】：斜刺，針尖向舌根部，深0.5～1寸，舌根部及喉部有發脹發緊的感覺。

@主治病症：咽喉炎、失語、梅核氣。

（9）承漿

【名稱釋義】：「承」，承受；「漿」，水漿，即飲食物。該穴在下唇，下唇具有承接飲食物的作用，故將它稱為承漿。

【刺灸方法】：斜刺，從前下方向後上方刺入，進針0.3～0.5寸，局部脹痛感。艾條溫灸5分鐘。

【取穴方法】：面部，在頦唇溝的正中凹陷處取穴。

@主治病症：面神經麻痺、口腔潰瘍、流涎、牙痛。

（10）本經小結

取穴要點：臍窩、胸骨、喉結、頦唇溝。臍窩：臍直下取曲骨、中極、關元、氣海，臍中取神闕，臍直上取中脘；胸骨：胸骨中取膻中；結喉：結喉下取天突，結喉上取廉泉；頦唇溝：頦唇溝中點取承漿。

☆主治重點：臍下穴治泌尿生殖系疾病；臍上穴治胃部病症；胸部穴治呼吸及心血管疾病。

⊕ 每日練習

1．任脈的腹部穴主要有哪幾個？複述其定位和主治。

2．簡述膻中、廉泉和承漿的主治和刺灸法。

・第五週

1

⊙ 經外穴（一）

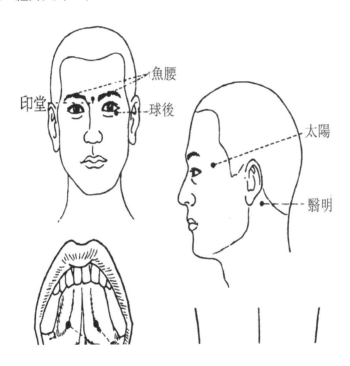

圖33經外穴（1）

（1）印堂

【名稱釋義】：「印」，原意指圖章；「堂」，庭堂。古代星相家把前額部兩眉頭之間叫做印堂，穴位在這部位，所以也稱印堂。

【取穴方法】：額部，在兩眉頭中間取穴。

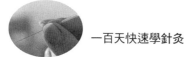

【刺灸方法】：有兩種刺法。①斜刺：從上向下，以夾持法刺入，局部脹感。進針0.5寸。②平刺，針尖向左、右攢竹處透刺，進針1寸，局部痠脹。艾條溫灸3～5分鐘。

@主治病症：頭痛、眩暈、鼻炎、小兒驚厥、感冒。

☆注意要點：一般用斜刺法。頭痛可作平刺法。小兒驚厥及感冒尚可用三稜針點刺出血。

（2）太陽

【名稱釋義】：「太」，高、極的意思；「陽」，陰陽的陽。頭顳部的微凹處，俗稱為太陽穴，穴在該處，所以叫太陽。

【取穴方法】：顳部，在眉梢與目外眥之間，向後約一橫指的凹陷處取穴。

【刺灸方法】：有三種刺法。①直刺：深0.5～1寸，局部痠脹感；亦可以三稜針點刺出血。②平刺：向耳尖上方刺，進針1.5～2寸，痠脹感擴散至同側顳部。③透刺：　針尖向下關，進針2～2.5寸。

@主治病症：頭痛、偏頭痛、眩暈、面神經麻痺、牙痛、急性結膜炎。

☆注意要點：一般用直刺法。頭痛劇烈或急性結膜炎可用三稜針點刺出血。平刺用於偏頭痛；透刺則用於面神經麻痺後遺症。本穴不宜灸灸。

（3）球後

【名稱釋義】：「球」，這裡指眼球；「後」，前後的後。本穴位置較深，在眼球的後部，所以叫球後。

【取穴方法】：面部，在眶下緣外1/4與內3/4的交界處取穴。

【刺灸方法】：直刺，囑病人向上看，左手固定眼球，右手持針略向內上方刺，深0.8～1.2寸，整個眼球有痠脹及突出感。

@主治病症：青少年近視、視神經萎縮、球後視神經炎、慢性單純性青光眼。

☆注意要點：本穴屬於易發生意外穴位之一。針刺時宜用30～32號細針。進針後應緩緩送針。針感一旦出現，即留針，不可作較太幅度的提插和捻轉，以防刺破血管，引起眼部血腫。

（4）金津、玉液

【名稱釋義】：「金」「玉」，這裡比喻為貴重；「津」「液」，指唾液。古人認為唾液是人體津液的精華。穴位在左右舌下腺管開口處，正是唾液分泌的地方，所以稱為金津、玉液。

【取穴方法】：口腔內，金津在舌下系帶左側的靜脈上；玉液在舌下系帶右側的靜脈上。

【刺灸方法】：直刺，深0.2～0.3寸，局部痛感；或三稜針點刺出血。

@主治病症：舌腫、失語、口腔潰瘍。

☆注意要點：本穴多用點刺法。針刺亦不留針。

（5）翳明

【名稱釋義】：「翳」，遮蔽、遮掩；「明」，光明。本穴能治眼目病症，如撥開雲霧見光明，所以稱為翳明。

【取穴方法】：項部，在翳風穴後1寸處取穴。

【刺灸方法】：直刺，深1～1.5寸，半側頭部發脹或局部脹重感。

@主治病症：近視、早期老年性白內障、耳鳴、視神經萎縮。

☆注意要點：本穴針刺時，針尖可向鼻尖方向刺，往往能獲得較滿意的針感。

（6）子宮

【名稱釋義】：子宮，是婦女孕育胎兒的器官。因為本穴可以治療子宮的病症，所以即以它命名。

【取穴方法】：下腹部，在中極穴（臍中下4寸）旁開3寸處取穴。

【刺灸方法】：有兩種針刺方法。①直刺：進針1～1.5寸，局部痠脹感。②透刺：針尖向中極方向，深2.5～3寸，小腹部痠脹，有時病人感到

子宮抽動，或針感向外生殖器放散。

@主治病症：子宮脫垂、月經不調、痛經、盆腔炎。

☆注意要點：治療子宮脫垂多用透刺法，一般採用直刺法。

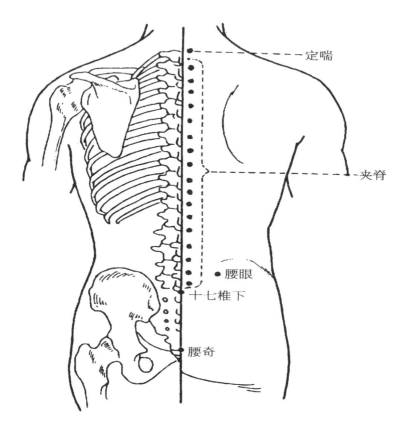

圖34經外穴（2）

（7）定喘

【名稱釋義】：「定」，平定；「喘」，哮喘。本穴有平定哮喘的作用，所以稱定喘。

【取穴方法】：背部，在第七頸椎棘突下（即大椎穴）旁開0.5寸處

取穴。

【刺灸方法】：直刺，針尖稍斜向脊柱，深0.5～1寸，局部痠脹，有時可擴散至肩背部或胸部。艾炷灸3～5壯，艾條溫灸10～15分鐘。

@主治病症：哮喘、支氣管炎、蕁麻疹、落枕。

☆注意要點：本穴為易發生意外穴位之一，不宜針刺過深。

（8）夾脊

【名稱釋義】：「夾」，從兩個相對的方向固定不動；「脊」，脊柱。穴在脊柱兩旁，自第一胸椎至第五腰椎均有，好像在兩旁將脊柱夾於其中，所以稱夾脊。又名華佗夾脊，傳說本穴是東漢名醫華佗發現的。

【取穴方法】：背腰部，在第一胸椎至第五腰椎棘突下兩側，後正中線旁開0.5寸處，一側各17穴。

【刺灸方法】：有兩種針刺法。①直刺：稍偏向內側，深1.5～2寸，局部痠脹，或有電麻感向四肢或肋間放散。②平刺：針尖向下，進針1.5寸，局部痠脹。艾條溫灸10～20分鐘。

@主治病症：治療範圍較為廣泛。上胸部的穴位主治心肺、上肢疾病，下胸部的穴位主治胃、腸疾病，腰部穴位主治腰、腹及下肢疾病。

☆注意要點：一般病症均用直刺法；局部肌肉疾患可用平刺法。

（9）腰眼

【名稱釋義】：「腰」，腰部；「眼」，眼窩，這裡指凹陷。穴在腰部兩側的凹陷處，此處俗稱腰眼，故把它定成穴位的名稱。

【取穴方法】：腰部，在第四腰椎棘突下，旁開約3.5寸凹陷中取穴。

【刺灸方法】：有兩種針刺法。①直刺：深1.5寸，局部痠脹感。②平刺：針尖向脊椎方向，進針1.5～2寸，局部痠脹感，有時向臀部放射。艾炷灸3～5壯，艾條溫灸10～15分鐘。

@主治病症：急性腰扭傷、腎下垂、慢性腰痛。

☆注意要點：急性腰扭傷時，宜在壓痛最明顯處取穴。平刺法多用

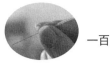

於慢性腰痛。

⊕ **每日練習**

1・球後和定喘穴的刺法及注意事項是什麼？

2・簡述印堂、金津玉液、子宮及夾脊穴的主治和針刺方法。

2

⊙ 經外穴（二）

（10）四縫

【名稱釋義】：「四」，基數詞；「縫」，縫隙。該穴位於指間關節的橫紋上，一手有四穴點，所以稱為四縫。

【取穴方法】：第2～5指掌側，在近端指關節的中點，一側四穴。

【刺灸方法】：點刺，用粗毫針或三稜針刺入，迅速出針，擠出少量黃白色透明黏液，局部有疼痛感。

@主治病症：嬰幼兒腹瀉、疳積、百日咳。

☆注意要點：本穴點刺，如果黃白色黏液消失而出血，多表示病情好轉。本穴一般不灸。

（11）十宣

【名稱釋義】：「十」，這裡指本穴在雙手有十個穴點；「宣」，宣洩，意為有宣洩消除病邪的功能。所以稱為十宣。

【取穴方法】：手十指尖端，距離指甲游離緣0担1寸處取穴。左右兩手共十穴。

【刺灸方法】：直刺0.1～0.2寸；或用三稜針點刺出血，局部疼痛。艾條溫灸5～10分鐘。

@主治病症：昏迷、暈厥、中暑、高熱、小兒驚厥。

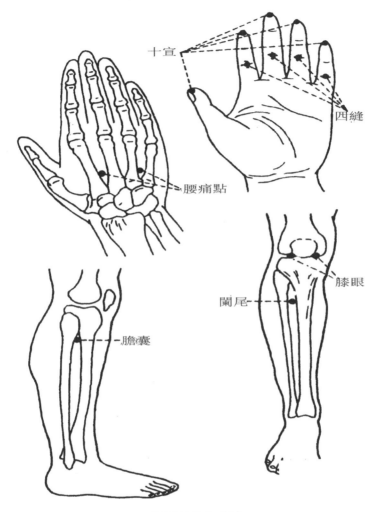

圖35經外穴（3）

（12）腰痛點

【名稱釋義】：本穴對急慢性腰痛有較好的治療作用，所以稱為腰痛點。

【取穴方法】：手背側，分別在第二、第三掌骨及第四、第五掌骨

之間,當腕橫紋與掌指關節中點處取穴。每一側手有兩穴。

【刺灸方法】:有兩種刺法。①直刺:深0.3～0.5寸,局部痠脹感。②斜刺:每一側兩穴,進針後均刺向掌心,痠脹感可擴散至整個手掌。

@主治病症:急性腰扭傷、慢性腰痛、暈厥、小兒驚風、頭痛。

☆注意要點:本穴治療急性腰扭傷時應採用斜刺法;在運針同時囑病人活動腰部。其他病症;用直刺法。以急性腰扭傷療效為佳。

(13)膝眼

【名稱釋義】:「膝」,膝部;「眼」,此指凹陷處。該穴在膝部兩側凹陷處,所以稱為膝眼。

【取穴方法】:屈膝,在髕韌帶兩側凹陷處取穴。每一膝部兩穴,外側稱外膝眼,內側稱內膝眼。

【刺灸方法】:有兩種刺法。①直刺:從前外向後內刺入,或從前內向後外刺入,深1.5～2寸,膝部痠脹,有時可向下擴散。②透刺:自外膝眼向內膝眼透刺,局部痠脹感。溫針1～2壯,艾條溫灸10～15分鐘。

@主治病症:膝關節腫痛、中風偏癱。

☆注意要點:本穴外膝眼即足陽明胃經之犢鼻穴。病情較重者用直刺法;病情較輕或晨針者用透刺法。如用溫針;應在直刺法基礎上施行。

(14)闌尾穴

【名稱釋義】:本穴是現代總結出來的新穴,因對闌尾炎有治療作用,所以稱為闌尾穴。

【取穴方法】:小腿前側上部,在犢鼻下5寸,脛骨前緣旁開一橫指,也就是足三里穴下2寸處取穴。

【刺灸方法】:直刺,稍偏向脛骨方向,深1.5～2寸,局部痠脹感,有時可放射至足背。艾炷灸3～5壯,艾條溫灸10～15分鐘。

@主治病症:急慢性闌尾炎、下肢癱瘓、胃痛,消化不良。

☆注意要點:在治療急慢性闌尾炎時;應先在穴區範圍內按壓;尋得壓痛最明顯處作為進針點。

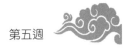

（15）膽囊穴

【名稱釋義】：本穴亦為現代新發現的經外穴，對膽囊病症有治療作用，故稱膽囊穴。

【取穴方法】：小腿外側上部，在腓骨小頭前下方凹陷處直下2寸，也就是陽陵泉穴直下2寸處取穴。

【刺灸方法】：直刺，深1.5～2寸，局部痠脹，可向下擴散。艾炷灸3～5壯，艾條溫灸10～15分鐘。

@主治病症：急慢性膽囊炎、膽石症、下肢癱瘓、脇痛。

☆注意要點：治療急、慢性膽囊炎、膽石症。和闌尾穴一樣，也須尋得最明顯的壓痛點後進針。

⊕ 每日練習

1．膝眼、腰痛點、腰奇的取穴和主治各有什麼特點？

2．十宣、四縫均用點刺法，主治病症有何不同？

3．闌尾穴和膽囊穴取穴和治療有什麼異同？

3

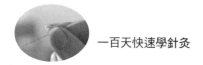
六、刺法灸法的作用和要求

　　刺法灸法，簡稱刺灸法，是針灸治病的具體方法。臨床上，正是應用五花八門的刺法或灸法刺激經過組合的某些穴位，才產生治療效果的。所以，掌握並熟練應用各類刺灸法，也是一個基本功問題。

⊙ 刺灸法的主要內容

　　刺灸的方法，內容十分豐富，而且在不斷革新和增加之中。古代，刺灸法主要分為三類：一類是用針具對穴位進行刺激，因為大多是透過刺入皮膚達到治療目的的，所以稱為刺法。當然也有少數針具（如古代的圓針、鍉針等）僅以按壓穴位區域皮膚作為刺激，一般也包括在刺法中。一類是用艾葉或其他物品點燃後熏灸穴位進行治療的，稱為灸法。它還包括一些用動植物藥物敷貼穴位表面使之起皰，而達到與熏灸起皰類似作用的冷灸法（古代稱為天灸法）。另外一類是火罐法（古代稱為角法），它應用特製的罐具，如陶罐、竹罐、金屬罐（現代多用玻璃罐），吸拔某些穴位或病痛部位進行治療。

　　現代在刺灸的方法上有了極大的發展，古老的針灸醫學由於和現代科學技術諸如電學、光學、聲學、磁學等結合，並應用藥物學、理療學及外科手術學等西醫學的手段，創造了大量的刺灸方法。這些方法中，除了傳統的針刺法、灸治法和拔罐法外，尚包括以下三大類方法。我們將選擇其中較為成熟而臨床上又最為常用的方法介紹給大家。

　　（1）**特種針刺法**：它是在革新傳統針具或刺激方式基礎上形成的一類刺法，其共同特點是均以刺入穴位區域進行治療的。主要有電針法、穴位注射法、挑治法、割治法、皮內埋針法、穴位埋線法等。

　　（2）**特種腧穴療法**：它是應用物理（如電、光、聲、磁、熱）或化學（中、西藥物）因數，作用於腧穴，從而達到調整機體作用的一類刺激

方法。它的共同特點是不刺入皮膚，均在體表進行刺激，所以又稱無創痛腧穴療法，主要有：腧穴藥物貼敷法、腧穴電離子導入法、腧穴電療法、腧穴鐳射照射法、腧穴微波照射法、腧穴磁療法、腧穴紅外線照射法等。

（3）微針法：這是現代發展起來的一類針刺療法，它是以一個相對較小的局部或器官（如頭、耳、手、足、鼻、眼）為整體，用來防治全身疾病的。其共同特點是：每一種微針法，都有一套自己的穴位，刺激方法和治療疾病亦各有特點。目前臨床上常用的微針法包括： 頭皮針法、耳針法、眼針法、面針法、鼻針法、手針法、腕踝針法、足針法、全息針法等。

⊙ 刺灸法的作用特點

> 刺法和灸法都是透過對穴位的刺激，激發經絡的功能來達到調整氣血、平衡陰陽，即治療疾病、恢復健康的目的。

傳統的中醫針灸理論認為：針刺具有調氣和治神兩大作用。調氣，就是調節經絡臟腑的氣，使它們從「有餘」（也就是實）或「不足」（也就是虛）等不協調的病理狀態恢復到協調狀態，也就是健康狀態；調氣的另一個意義是調和氣血的運行，使經脈通暢，氣血活動正常。中醫中所謂的神，廣義是指人體生命活動的總稱，狹義指人的思維意識活動。刺法對神的作用，既包括廣義的，又包括狹義的。它的治神，一方面是透過治神，激發調氣的功效，加強經絡中氣血的運行，正像《內經》中所說「制其神，令氣易行」；另一方面，治神的本身，就是調節人體整個生命活動，所以《內經》強調「用針之要，無忘其神」。

灸法的作用，總體上說與刺法類同，也是透過刺激經絡穴位以加強機體氣血運行和神氣活動來取得療效的。但它是透過溫熱刺激來實現的，故對寒凝血瘀、血脈運行不暢者，有溫經散寒，通行血脈的作用；對陽氣虛脫的危重病人，也有溫陽固脫的效果。特別是因為灸法能溫固陽氣，使陽氣充實，增強了人體的防禦功能，所以灸法還具有防病保健的作用。

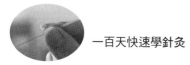

⊙ 刺灸法的要求

正確應用刺灸法，對針灸防治疾病有重要的影響，其要求大致
有以下三個方面。

（1）選准刺灸部位：

針刺和艾灸等方法，必須施加在人體的一定部位才能產生治療作用。
這個部位，要從兩方面理解，一是指選准腧穴，正確的穴位，是刺灸法發
揮作用的基礎；二是穴區的深淺部位，有的需淺刺皮表，有的需深刺。如
《內經》中就提到有刺皮、刺筋、刺肉、刺脈、刺骨等不同層次的部位。
這是僅就刺法而言，各種不同的穴位刺激法，對部位更有不同的要求。

（2）選擇不同的刺灸方法：

儘管所有的刺灸方法都是以調節機體平衡、防治疾病為最終目的，但
不同的刺灸方法，其對疾病的治療作用是有一定區別的。有的適用針刺，
有的宜於艾灸，只有選擇最佳的刺激方法，才能達到理想的療效。一般而
言，針刺適應面較廣，艾灸多用於寒性病症及陽虛體弱者，電針止痛效果
較好，穴位注射常適用於消炎，頭皮針適於治療中風偏癱等腦部病症。在
選擇刺灸方法時，有時還要考慮病人的機體因素，如年老體弱者，儘量選
用刺激量小的方法，而兒童則宜用穴位鐳射照射等無痛而又較安全的刺激
法。

（3）掌握正確的刺激劑量：

所謂刺激的劑量，主要包括刺激的強度和時間。一般地說，刺激的
強度越大或時間越長，刺激的劑量越大；反之，則小。刺激劑量的大小，
應根據病人的體質和病情來定。身體壯實的劑量宜大，身體虛弱的劑量宜
小，這是按體質強弱決定劑量；對針灸刺激敏感的，劑量宜小，對針灸刺
激反應遲鈍的，劑量宜大，這是按體質敏感程度決定劑量；急性病症、實
證，一般來說劑量宜大，慢性病症、虛證，劑量宜小，這是按病情決定劑
量。上述這些分法，當然也不是絕對的，應具體問題具體分析。

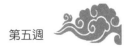

⊕ 每日練習
1‧刺灸法有哪些主要內容？
2‧刺灸法的作用特點和要求如何？

4

七、針灸意外的預防與處理

　　針灸意外，是指在施行針刺、艾灸或其他穴位刺激法治療過程中，由於醫者或病人本身的原因造成被針灸者的機體受到意外損傷。針灸意外，在國內外都有發生。輕者可給病人造成一時痛苦，重者則能導致死亡。因此，必須引起足夠的重視。今天，我們將重點討論針灸意外的原因、分類及預防措施，並介紹幾種臨床上最為常見的針灸意外。

⊙ **針灸意外的原因**

造成針灸意外，包括醫者和病人兩方面的原因。

　　（1）**醫者的原因**：大概有四點。

　　①選穴不準確，操作不恰當。如不瞭解人體解剖的情況，一味深刺，或針刺方向錯誤；未掌握針刺手法，亂插亂提等，造成人體臟器損傷。②針具或穴區消毒不嚴，引起感染；或針有鏽痕，容易折針；或選用過粗的針具也容易造成損傷。③電針刺激過強，或所用的電針儀不合規格，易引起針具電解折斷。④醫生在治療過程中，責任心不強，是造成針灸意外的一個重要原因。

　　（2）**病人的原因**：

大概包括五點。①心理因素：如過分緊張、恐懼或情緒激動等。②生理因素：如饑餓、疲勞等，是誘發暈針的最常見的原因之一。③體質因素：身體虛弱或過敏體質，都易出現針灸意外。④病理因素：不少針灸意外都是由於病人本身的病理原因引起的，如有些內臟（最多見的是肺臟、肝臟、脾臟）因病變而出現體積增大，表面粗糙或組織結構變疏鬆，易被針具誤傷；血液病病人，即使被刺破小血管也可引起出血不止。⑤其他因素：如在針刺過程中，病人（主要為患兒或精神病人）體位的急劇變動，造成針體在組織內扭曲，甚至發生折針；因病人呼吸節律或深度的變化，導致針刺點與內臟間距離變短，即使按正常針刺深度刺入，也容易發生事故。

⊙ 針灸損傷的分類

> 從臨床上發生的針灸損傷看，大致可分為以下四類。

（1）**反應性損傷**：包括最為常見的暈針（暈灸）反應，尚有過敏性反應（如艾灸引起過敏性蕁麻疹等）及 症樣反應（如突然失語、抽搐、狂笑）等。

（2）**物理性損傷**：

危害最嚴重的是針刺造成的機械性損傷，損傷的部位可以涉及內臟、血管、神經等。它的嚴重程度與所損及的臟器有關，一般地說，以損傷腦和心臟的後果最為嚴重，往往導致死亡。機械性損傷是針灸損傷中十分常見的一種，如刺傷肺部引起的氣胸就是最常見的針灸意外之一。

（3）**化學性損傷**：

它是伴隨著穴位注射療法的開展而出現的，由於注射部位不同，損傷情況也不同。包括：軟組織損傷（多發生在前臂和手部的一些穴位作注射，可造成手的畸形和功能障礙）、周圍神經損傷（常見的有手臂部的橈神經、尺神經和正中神經損傷，下肢部的坐骨神經損傷）、血管損傷（以血栓性脈管炎的發生率最高）。導致化學性損傷的原因，除了操作不當

外，往往與所注射的藥液密切相關，包括藥液的性質、痠鹼度、濃度和劑量大小等。

（4）生物性損傷：

主要是由於消毒不嚴所引起的繼發性感染，即透過各種針刺工具（毫針、注射針頭、皮膚針、三稜針等），將病原微生物，即寄生蟲、細菌、病毒等帶入病人的機體中，引起感染。諸如造成針刺局部紅腫化膿，傳播病毒性乙型肝炎等。

除了上面四類損傷外，還有一些是屬於間接損傷的。如有報導，一例病人在針刺頭部一些穴位後突然發生腦出血死亡，事後查明，針刺並未造成直接損傷，推測與病人情緒緊張和醫生針刺刺激過分強烈有關。對這類間接損傷，也應引起注意。

⊙ **預防與處理要點**

> 針灸意外，重點在預防；一旦發生之後，又要善於正確妥善處理。

（1）預防要點： 首先要全面掌握本書所介紹的知識，對於本書中所注明有危險的穴位，選用時必須謹慎，針灸時一定要遵循操作常規。嚴格注意消毒，包括術者的雙手、針具和病人的穴區等。加強責任心，提高醫德修養，時刻保持冷靜頭腦，謹慎處理每一名病員，對預防針刺意外的發生，也十分重要。

（2）處理要點：

①針灸意外發生之後，必須盡可能迅速作出正確判斷，包括屬於哪一類損傷，損傷的部位以及程度，以便進一步救治。它要求綜合各方面的情況進行考慮，如針刺穴位的方向、深度及運用的手法，病人的臨床表現等。②要積極採取各項措施，針灸意外的處理，要分別兩種情況。一種是診室內即可解決的，如輕度氣胸、眼部血腫、暈針、過敏反應以及一般針刺感染等，要求醫者掌握上述情況的處理方法，下面我們將作介紹。一種是必須立即轉科救治的，如中、重度氣胸，重要的內臟損傷，以及用非手

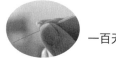

術方法無法取出的折針等。對於一時弄不清針灸意外的性質和嚴重程度的，一般也應該立即轉科或請求會診。

⊙ **常見的幾種針灸意外及處理**

（1）**氣胸**：是最常見的針灸意外之一。造成氣胸的，多是缺乏針灸學和解剖學知識的初學者。一般而言，在背部第十胸椎以上，側胸第九肋骨以上，前胸第七肋骨以上的胸背部穴位針刺過深時，都有可能導致氣胸。而肺氣腫病人，因為肺臟過度膨脹，胸部肌肉萎縮，即使針上腹或上腰部穴位過深，或者按照常規要求的針刺深度針刺時，也可能出現氣胸，必須引起重視。

氣胸的臨床表現分輕、中、重三型。輕度者，可有胸悶、咳嗽、活動時胸部牽拉樣痛等症狀；中、重度以胸肋刺痛、呼吸困難、劇烈咳嗽，甚至四肢厥冷、神志昏迷等為主要表現。

輕度氣胸，可令休息3～5天，一般不需特殊處理，據症狀可酌用鎮咳、止痛的藥物。中、重度氣胸，則須立即送外科救治。

為了預防氣胸的發生，初學者儘量少選背俞穴及胸部穴位，可用夾脊穴代替，或者遠道取穴。對有肺氣腫的病人，更以不取為妥。如必須取，可採用以下方法：在選准的背俞穴外側約1公分處，針尖以與水準成65°向脊柱方向進針，直至針尖觸及椎體，再略略退出，留針。此法既安全，又能達到較好的治療效果，是作者常用的方法。

（2）**暈針**：是最常見的一種不良反應。暈針的原因，多因體質虛弱、精神過於緊張、饑餓、疲勞以及穴位刺激過強（包括手法過重、留針時間過長）、診室中空氣混濁、聲音喧雜等。

暈針的臨床表現，輕者為頭暈胸悶、噁心欲嘔、面色蒼白、打呵欠、出冷汗等；重者則可突然意識喪失、昏僕在地、大汗淋漓、雙眼上翻、二便失禁，少數可伴驚厥發作。暈針，大多發生在針灸過程中，但也有在取針後數分鐘暈針的。暈罐、暈灸，症狀大致差不多。

處理方法：輕度者，可迅速拔去針或罐，或停止施灸，將病人扶至空

氣流通處平臥，兩腿抬高，靜臥數分鐘即可。如仍感不適，可給予溫熱開水飲服。重度者，除採用上面措施外，可用艾條在百會穴上溫灸，直至病人知覺恢復。亦可加刺水溝、湧泉等穴。

　　為了預防暈針的發生，對初診而又怕針的病人要多作開導，少取穴，輕刺激；對饑餓病人，囑其針前少量進食；疲勞者，令其先休息一會再針等。

　　（3）**眼部血腫**：也是常見的針刺意外。以針刺後穴區乃至整個眼周圍區域出現青紫瘀斑即所謂「熊貓眼」為主要臨床表現。儘管預後良好，但影響美容，給病人帶來不必要的痛苦。

　　造成眼部血腫的主要原因是針具太粗，或手法過重。為了預防它的發生，在選穴時，儘量不選睛明、承泣等易於出血的穴位，即使必須選擇，初學者也以淺刺為宜。其次，必須選用32～34號毫針，進針宜緩慢，達到一定深度後，不可作提插或較大幅度的捻轉。出針也要慢，出針後用乾棉球按壓片刻。

　　眼部血腫，輕症可不必處理，或用濕熱敷，以促進瘀斑退消。重症，多為損傷深層血管或較重要的眼部動靜脈所致，出血量多，出血期應即用蒸餾水或冷開水冷敷局部20分鐘，血止後，囑病人用熱毛巾熱敷眼區，每次20分鐘，每日2～3次，待眼瞼腫脹消退後，改為每日熱敷1次。一般需1～3周瘀斑始可消退。

　　⊕ **每日練習**

1．談談針灸意外的原因和分類。

2．請複述針灸意外的預防與處理要點。

3．簡述氣胸、暈針和眼部血腫發生的原因、臨床表現及預防處理。

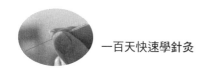
5

八、毫針刺法

毫針刺法是最主要的一種刺灸法。它以不銹鋼毫針作為針具，目前應用的毫針都有統一規格，長度由0.5寸（13毫米）～4寸（100毫米）不等，以1.5寸（40毫米）、2寸（50毫米）最為常用；粗細分26～36號7種，以28號（直徑0.40毫米）、30號（直徑0.30毫米）、32號（直徑0.25毫米）較為常用。應選擇針尖圓而不鈍、無卷毛或鉤曲，針身挺直、光滑而無鏽痕、無曲折的針具。

⊙ **針前準備**

> 針前準備包括三部分內容。

（1）**進行針刺的練習，這是對初學者而言。**可先在紙塊或紮緊的紗團上練習進針、退針和提插捻轉手法。然後再在自己四肢上的穴位進行試針。總之，必須做到進針時基本無痛。運針手法較為熟練後，才能為病人治療。

（2）**為病人選擇一個合適的體位：**選擇體位以醫生能正確取穴，操作方便，病人肢體舒適，並能持久為原則，有條件時，儘量採取臥位。常用的體位有以下幾種。

①仰臥位：適用於前頭、面、頸、胸、腹、上肢掌側，下肢前側及手、足部位的腧穴。

②俯臥位：適用於後頭、項、肩、背、腰、及下肢後側部穴位。

③側臥位：適用於側頭、側胸、側腹及上、下肢外側部穴位。

④仰靠坐位：適用於頭面、頸和上胸部穴位。

⑤俯狀坐位：適用於頭頂、後項和背部等的穴位。

除上述體位外，對某些腧穴還需採用特殊姿勢，如針環跳，除側臥位之外，還需伸展下側的腿，蜷曲上側腿。這些我們在介紹具體腧穴時已作過說明。

（3）針前準備還包括消毒，這是預防針刺意外的重要一環。

①針具消毒：

一般要求將針具在高溫（120℃）高壓（1.2個標準氣壓）下，保持15分鐘進行消毒。對於一些難以在高溫下消毒的針具如皮膚針針具、三稜針針具等，可在75%乙醇液內浸泡20分鐘以上。有條件者，最好用一次性無菌針具。

②施針者雙手消毒：針刺前，宜先用肥皂洗滌乾淨，再用乙醇棉球塗擦後，方可進行操作。

③穴區皮膚消毒：一般穴位用75%乙醇棉球塗抹，待乙醇揮發後即可針刺。如為耳穴，則宜先用2担5%碘酒塗擦，再用75%乙醇脫碘後針刺。

⊙ **毫針刺的基本方法**

　　這是每一個學習和運用毫針刺法者必須掌握的方法，包括進針法、行針法和出針法三種。

（1）**進針法**：進針是指針尖刺透皮膚並到達要求深度的全過程。針刺操作時，一般以右手拇食指挾持針柄，中指抵住針身，左手拇食指扶持針尖並按壓穴區，兩手同時用力，針尖即可迅速破皮刺入穴內。其中，右手稱為刺手，左手稱為押手。

由於部位和針具的不同，進針方法也有所不同。

①指切進針法：多用於短針（0.5～1寸長的針），以左手拇指或食、中指的爪甲切壓腧穴區域，右手持針緊靠指甲緣刺入。

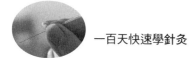

②舒張進針法：左手五指平伸，食、中兩指稍分開置於穴位上，右手持針從食、中兩指之間刺入。本法多用於長針或皮膚較鬆弛的穴區。

③撮捏進針法：以左手拇、食兩指將穴區皮膚捏起，右手持針於捏起處刺入。進針後，還要根據穴位特點和病情要求採用不同的針刺的角度。分為直刺、斜刺和平刺（也稱橫刺）三種。直刺指針具與皮膚呈90°或接近90°的角度刺入，最為常用。斜刺，一般與皮膚呈45°～60°刺入，適宜於骨骼邊緣或不宜深刺的穴位。平刺，多與皮膚呈15°刺入，用於肌肉較淺薄的穴位，還常常用作透穴。

（2）**行針法**：又稱為運針法。是指針刺到要求的深度後，透過捻轉提插等方法，激發針刺感應，即使之得氣的一系列動作。一般所稱的針刺手法，主要指的是行針法。這裡僅介紹行針法中最基本的兩種方法即捻轉法和提插法，提插和捻轉在臨床中常常結合運用。

①**提插法**：是指在穴區內向下插進和向上提退的兩個動作。在臨床實驗中，提插法實際上也可分為兩類，一類是在整個穴區內提插，即從皮下進至一定深度和從一定深度退至皮下的針刺動作。其幅度較大，因為類似進針和退針的動作，所以有的書籍又把它稱為進退法。古代醫書中，把整個進退動作稱為一「度」，在一個針刺過程中可以反覆進退數度。這種大幅提插方法在後面講到的複式補瀉法中用得較多。另一類是小幅度提插，指標體在腧穴一定深度內上、下反覆提退插進，其幅度最小為0.1～0.2公分，最大亦不超過0.5公分，提插要求幅度均勻，力量不宜過大。並且要根據病情和病人的體質情況進行調整，古人認為提插的輕重緩急可以產生不同的效果。

②**捻轉法**：是指針體在腧穴的一定深度左右轉動的動作。一般以右手拇指和食、中指相對執住針柄，一前一後、一左一右交

替地轉動針柄，也可僅用食指和拇指執柄捻轉的。以大指向前進（即朝順時針方向）稱為左轉；大指往後退（逆時針轉）稱為右轉。左右捻轉的幅度為180°～360°，必須注意不能單向轉動，以免針體牽纏肌肉纖維，使病人感覺疼痛。和提插一樣，在捻轉時，古人認為以左轉為主還是以右轉為主，所產生的治療效果也不同。

（3）**留針法**：又稱停針法。它是指進針後，將針留置於穴內，讓其停留一定時間再出針。停留的時間可因病人體質、年齡及病情的不同而有所區別，短的5～10分鐘，長者可達數小時。一般為15～20分鐘。留針法又分靜留針和動留針。靜留針是指針刺得氣後即留在穴位內直至出針。動留針指在留針過程中間隔一定時間反覆行針。

（4）**出針法**：又稱為拔針法、退針法。是針刺施術達到一定的治療要求後，將針拔出的操作方法。出針時，左手拇指用消毒乾棉球挾持針身底部，壓住穴位，右手捻針退出。淺刺者，可迅速退出；深刺者，則須緩緩分層次退出。退出後，用棉球微用力按壓片刻，既可防止出血，也可消除針後不適感。如果出針時針下有沉緊感或發生針難以拔出的滯針現象，這時不可急於出針，不可用力猛拔，以免引起疼痛、出血，甚至折針。可採取在穴位周圍按壓，或附近穴位再刺1針，再慢慢退出。如因病人自己變換體位姿勢引起滯針的，則應讓其回到原來的體位，再退針。

九、針刺手法簡介

針刺手法分為廣義和狹義兩種解釋。廣義是指標刺操作的全部施術方法。一般是指狹義的，即將毫針進針之後到出針之前的操作方法。實際上是前面行針法的內容。提插和捻轉是針刺手法中最基本也是最主要的兩種。其他的手法很多。現將臨床上最為常用的手法分為輔助手法和補瀉手

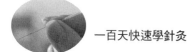

法兩類。

⊙ 輔助手法

> 針刺的輔助手法是進針前後的一些手法操作，目的在於促進針感的產生和傳導，也就是所謂的「得氣」。這類手法，有的是徒手操作；有的是附加於針上的手法。主要有下面幾種。

（1）**切法**：用拇指或食、中指在所要進針穴位周圍掐切，用力宜均勻。本法可減輕針刺時的疼痛感，並能促使進針後得氣。

（2）**循法**：是一種在進針前後，用手按摩經絡循行路線，或穴位上下左右，以疏通經絡之氣的輔助手法。具體操作為： 進針前、後，用手指沿針刺穴位所屬的經絡循行路線或穴位上下左右，輕輕地以拇指或食指按揉，或以中指叩打，注意用力不可太大，方向宜順經而行。本法不僅有促進針感傳導的作用，還能解除滯針。

（3）**彈法**：是一種以手指彈叩針柄，加強針感的方法。具體操作法有兩種： 一為食指與中指相交，食指屬於內；一為拇指與食指相交，拇指屬於外。均以食指輕彈刺入穴內的針柄尾部，使針體發生微微震顫。一般彈7～10次。注意不可用力過猛，以免引起彎針、滯針。次數也不宜過頻。

（4）**刮法：是一種增強針感並能促進其擴散的方法。具體操作法有兩種。**

①單手刮針法：即以拇指抵住針尾，用食指或中指的指甲輕刮針柄。②雙手刮針法：用左手拇指端按壓針柄頭上，略向下用力，左、右兩手食指彎曲，指背相對，夾住針體，用右手拇指甲在針柄上輕輕地刮動。刮針時要求動作熟練，用力均勻，因此需要反覆練習，才能運用自如。括針的指甲不可太長或太短，要修剪圓滑。

⊙ **補瀉手法**

> 補，指補充、補益，即當身體中陰陽氣血某些部分出現不足時，進行補充調節；瀉，原意指排泄，這裡指在身體中陰陽氣血某些部分出現有餘的時候，將它去除。補瀉的目的都是為了保持機體的正常平衡。補瀉手法，就是在針刺過程中，運用不同的操作方法，達到補不足、瀉有餘的效果。

補瀉手法，在歷代針灸書籍中可謂五花八門，名目繁多，但歸納起來，大致可分單式補瀉和複式補瀉兩大類，前者又稱基本補瀉法，後者又稱綜合補瀉法。其中，相當一部分在臨床中應用不多。現選擇比較常用而讀者又容易掌握的補瀉手法分列如下。

（1）**單式補瀉手法：**

常用的有捻轉補瀉法、提插補瀉法和針向補瀉法三種。

①**捻轉補瀉法**：它是從基本手法捻轉法發展而來的。它根據捻轉的方向來區分補瀉，左轉為補法，右轉為瀉法。什麼叫左轉、右轉呢？它是指：捻轉針體時，拇指向前用力重些，食指向後用力輕些，為左轉；拇指向後用力重些，食指向前用力輕些，為右轉。用於治療運動系統病症，在取四肢腧穴時，常用本法。凡是疼痛和肢體痙攣的，可用捻轉瀉法，屬於正虛不足而表現為麻木或萎軟的，宜用捻轉補法。

②**提插補瀉法**：本法也是從基本手法提插發展而來的。作為補瀉手法的提插動作，是根據針體由腧穴淺層急插至深層為主，還是由腧穴的深層急提到淺層來區別是補還是瀉。其具體做法是：補法：要急按慢提，即將針體由淺層向深層下插時，用力要大，速度要快；將針體由深層向淺層上提時，用力要小，速度要慢。瀉法：要急提慢按，即將針體由深層向淺層上提時，用力要大，速度要快；將針體由淺層向深層下插時，用力要小，速度要慢。提插補法，有溫補作用，多用於虛寒證；提插瀉法，有涼瀉

的作用，常常用於實熱證。應該注意的是，提插補瀉法多用在四肢的腧穴，在操作時，上提與下插動作的用力大小（包括頻率、幅度等）必須有所區別，應隨病情和體質進行調節。

③針向補瀉法：

又叫針芒補瀉法、迎隨補瀉法。它是以針刺方向為依據的一種補瀉方法。針刺方向取決於十二經脈氣血流注和經脈起止的方向。手三陰經循行的方向從胸走手，針尖順經而刺即向手的方向為補法，針尖逆經而刺即向胸的方向為瀉法；手三陽經從手走頭，針尖順經而刺即向頭的方向為補法，向手的方向刺為瀉法；足三陽經從頭走足，針尖向足的方向刺為補法，向頭的方向刺為瀉法；足三陰經由足走腹胸，針尖向胸腹方向刺為補法，針尖向足的方向刺為瀉法。在針刺時，一般要在先得氣即獲得針感後，再調整針尖的方向。

（2）複式補瀉法：

複式補瀉法是基本手法、輔助手法及單式補瀉法等多種手法的綜合應用，所以又稱綜合手法。據針灸文獻記載有20種之多，現僅介紹知名度較高的「燒山火」和「透天涼」兩種。

①燒山火法：

又稱熱補法。其方法為：令病人自然地鼻吸口呼，隨著他呼氣，醫生將針進到天部（把針刺該穴時應達到的深度也就是得氣最明顯的部位分為三等分，天部為上1/3處），用緊按慢提的提插補法運針9次，在按針（即插針）時以右手拇指向前捻轉，以促進得氣感（如覺得針下過分沉緊，可輕微回轉以解除滯針）；再進至人部（人部即腧穴深度的中1/3處），施術方法同天部；再進入地部（地部即腧穴深度的下1/3處），施術方法也和天部相同。經過上面分三個部分操作後，針感強的一般會出現熱感。這時，可將針一次提至天部，稍停，再隨著病人吸氣緩緩將針拔出，左手急按針孔。這樣從天部、人部、地部分層進針，而從地部一次提針至天部的全過程，稱為1度。如熱感不至或不明顯者，從地部一次提針退至天部

後，不要急於出針，可繼續按照上述三進一退的操作方法進行，一般在3度後，可產生熱感。如再無熱感，也不必強求，可留針10～15分鐘。燒山火手法一般用於肌肉豐厚的穴位，對虛寒病症如癱瘓麻痹、慢性泄瀉、腹中寒痛的病人有較好的效果。

②**天涼法**：又稱涼瀉法。其方法為：令病人自然地鼻呼口吸，隨著其吸氣，用舒張押手法進針，再緩慢地將針刺至地部，在該部緊提慢按6次，提針時以右手拇指向後捻針，待針下出現明顯的得氣感後，將針用較快的速度提到人部，用同樣的方法操作，連續緊提慢按6次；最後將針較快地提至天部，以上述方法同樣操作。這樣分三部操作，並配合向右面捻針，對針感強者，可出現涼感。等有涼感後，即可由天部退到皮下，隨呼氣急速出針，不閉合針孔。如涼感不至或不明顯的，不要急於出針，可繼續按照上述方法，一進三退，從天部直插地部，再依次從地、人、天三部分層操作，反覆到3度以後，可出現涼感。但一般地說，涼感較熱感更不容易產生，不宜強求，如操作3度後仍不見涼感，可留針10～15分鐘。本法主要用於中風閉證、發熱性病症、躁狂型精神分裂症等實熱性疾病。和燒山火法相同，透天涼法也適宜於肌肉豐厚的穴位。

⊕ **每日練習**

1．毫針刺的基本方法有哪些？

2．針刺輔助手法有哪些？

3．針刺補瀉手法如何運用？

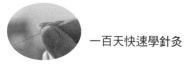

・第六週

1

十、灸法

灸法一般指以艾絨或其他藥物放置在體表穴位上燒灼或刺激，溫經通絡，調和氣血而產生治病和保健作用的一種傳統外治方法。在中國已有數千年歷史。它可以分為艾灸法和非艾灸法兩大類。灸法中以艾條灸用得最多，艾炷直接灸（主要是瘢痕灸）不可用於面部、血管淺在部位及關節處。另外，對高熱神昏、中風閉證病人等也不宜用艾灸法。灸法主要有散寒溫經的作用，臨床上多用它治療寒症、陽虛證及各種慢性疾病。灸法還可用於保健。具體應用的情況，我們將在治療部分詳細介紹。

⊙ 艾灸法

> 用艾絨為灸治的材料，稱艾灸法。艾灸方法有艾炷灸、艾條灸和灸器灸三種，前兩種常用。

◆ 艾炷灸法

艾炷灸法是指用艾絨製成的艾炷進行施灸的方法。艾炷又稱為艾團，是一種用艾絨捏製成的上尖底平的圓錐體。施灸時，將艾炷放在穴位上，點燃其尖端，燃完一炷稱為一壯。燒幾個艾炷稱為幾壯。關於「壯」的含義，說法不一，如《東醫寶鑒》一書說：「著艾一壯，如人丁壯之力，故謂之壯。」艾炷有大、小之分，小的像麥粒大，中的如黃豆大，大的可如蠶豆大。要根據病情輕重和體質強弱選擇大或小的艾炷。一般說，體質強壯，初得病的用大艾炷；身體虛弱，久病的用小艾炷。艾炷灸法，臨床上可分為直接灸和間接灸兩種。

（1）**直接灸**：就是把艾炷直接放在穴區皮膚上施灸。它又按施灸要求不同，區分為化膿灸和非化膿灸兩種。

①**膿灸**：它是將艾炷用少許蒜汁或油脂粘貼於所選的穴位上，點燃後直至燒滅，使灸處皮膚燙傷，致使潰爛化膿成為灸瘡，等癒合後成為瘢痕。所以本法又稱為瘢痕灸。這一方法給病人造成痛苦較大，目前除少數較為頑固的病症外，已很少使用。

②**非化膿灸**：又稱無瘢痕灸，本法現代使用較多。它也是直接將艾炷放在穴位上點燃，等到艾炷燃至病人覺得熱燙時，即用鑷子將艾炷夾去，另換一炷再灸，直到灸滿要求的壯數為止，灸後局部皮膚僅留有紅暈。

（2）**間接灸**：它是指在艾炷和穴位皮膚間隔墊某些物品進行施灸，所以又稱隔物灸。所隔的物品，多數屬於中藥，有的切成片、有的為藥餅，有的研成藥末。本法將艾灸與各種藥物結合起來，廣泛應用於各科疾病的治療。常用的間接灸法有以下三種。

①**隔薑灸**：將鮮老薑片切成厚為0.3公分許的薄片，中心處用粗針刺數孔，上置艾炷，放在所選的穴區或部位施灸。病者感覺灼燙時，可將薑片略提起，稍停後放下再灸，直待皮膚出現潮紅為止。本法多用於受寒腹痛、腹瀉等症。

②**隔蒜灸**：用獨頭大蒜切成厚為0.3公分許的薄片，粗針刺數孔，放在預定的腧穴或其他施灸部位上，上置艾炷，點燃施灸。每灸4～5壯，換去蒜片再灸，直至灸處潮紅為度。大蒜對皮膚有刺激性，灸後容易起皰，可將過大的水皰以無菌針具刺破，塗以甲紫藥水，以防感染。本法多用於治療瘰癧、癰疽、腫毒等。

③**隔鹽灸**：本法主要用於臍窩部（即神闕穴）施灸，所以又稱神闕灸。先以潔淨乾燥細小的食鹽填平臍窩，再放上艾炷施灸。為避免鹽粒受熱後爆炸，可在鹽上放置一片薑片，再放艾炷施灸。本法多用於治療急性吐瀉、腹痛等。

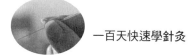

◆艾條灸法

又稱艾卷灸法，這種灸法最早應用於明朝。所謂艾條，是用綿紙或桑皮紙將艾絨裹起來做成的圓筒狀物，這也叫清艾條。有的在艾絨中摻入某些中藥藥粉，做成藥艾條。目前臨床應用以清艾條為主。另外尚有利用其他材料製成的無煙或微煙艾條，但使用不廣。艾條灸法有以下幾種。

（1）**溫和灸**：是將艾條的一端點燃，對準施灸的部位，與皮膚的距離保持3公分左右，使病人有持續的溫熱感而無灼痛的一種施灸方法。一般每穴灸3～5分鐘，至皮膚稍呈紅暈即可。本法有溫經散寒作用，適用於風寒痹證病人。

（2）**迴旋灸**：將艾條燃著的一端，與施灸部的皮膚保持3公分左右的距離，均勻地向左右方向移動，或反覆旋轉施灸。本法適用於面積較大的風濕痛、軟組織勞損、皮膚病等。

（3）**雀啄灸**：將艾條燃著一端，對準施灸的部位一上一下地擺動，如麻雀啄食一樣。一般每處灸約5分鐘，適用於要用較強火力施灸的疾病。

（4）**熱敏灸**：是近年臨床艾灸療法的一種新趨勢，屬於懸灸法的一種。它分兩個步驟：一是探尋熱敏化腧穴，二是懸灸此類腧穴激發循經感傳，以達到更好的治療效果。具體方法如下。

一為探尋：以上述三法（雀啄灸、迴旋灸、溫和灸）結合在穴區、病灶周圍或所屬經脈，仔細反覆尋找，至有以下五種現象之一即為熱敏化腧穴。①透熱：灸熱從施灸點皮膚表面直接向深部組織，甚至直達胸腹腔臟器；②擴熱：灸熱以施灸點為中心向周圍片狀擴散；③傳熱：灸熱從施灸點開始循經脈路線向遠部傳導；④局部不熱（或微熱）遠部熱：施灸部位不熱（或微熱）而遠離施灸的部位感覺甚熱；⑤表面不熱（或微熱）深部熱：施灸部位的皮膚不熱（或微熱），而皮膚下深部組織甚至胸腹腔臟器感覺甚熱。

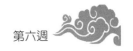

二是懸灸：先用以下三法以加強熱敏化程度。

①迴旋灸：用點燃的艾條在患者熱敏化腧穴距離皮膚3公分處均勻地左右方向移動或往復迴旋施灸。臨床操作以1～3分鐘為宜；

②雀啄灸：用點燃的純艾條對準患者施灸部位，一上一下地擺動，如鳥雀啄食一樣，以患者感覺施灸部位有波浪樣溫熱感為度。臨床操作以1～2分鐘為宜。

③循經往返灸：用點燃的純艾條在患者體表，距皮膚3公分左右，沿經絡循行往返勻速移動施灸，以患者感覺施灸路線溫熱為度。循經往返灸有利於疏導經脈，激發經氣。臨床操作2～3分鐘。繼而將點燃的純艾條對準已經施行上述三個步驟的腧穴熱敏化部位，在距離皮膚3公分左右施行溫和灸法，以患者無灼痛感為度。臨床操作以完成灸感從出現到消失整個過程為度，不拘固定的操作時間。本法適用於艾灸療法的各種病症。

⊙ 非艾灸法

> 非艾灸法指不用艾絨作為施灸材料的一類灸治方法。包括熱灸法和冷灸法兩種。

◆ 熱灸法

它和艾灸法一樣，也是採用溫熱刺激作用在穴位上達到治療目的，但是施灸材料用的是其他物品。古代曾用過的有桑枝灸、桃枝灸、竹茹灸、黃蠟灸等，現代用得較多的為燈火灸。

燈火灸又稱燈草灸，它是一種用燈心草蘸油點燃在穴位上施灸的方法。具體操作為：取一根長約10公分的燈芯草，蘸取植物油並使它浸漬3公分左右，點燃起火後，快速地對準腧穴一觸即離開，這時可聽到一聲清脆的「叭」響，表示施灸已成功。如無此響聲，宜重複施灸1次。灸後穴位區域皮膚可出現微黃，偶然起小皰，不需要處理。本法主要治療某些小兒急性病症，如流行性腮腺炎等。

◆ 冷灸法

又稱天灸法，敷貼發皰法。它採用對皮膚有刺激性的藥物直接敷貼於穴位或患部，使局部充血、潮紅甚至起皰，產生與艾灸等溫熱刺激類似的效果。臨床上用得較多的敷貼發皰藥有毛茛葉、斑蝥、白芥子、大蒜、旱蓮草、天南星、威靈仙葉等。現介紹兩種。

（1）**白芥子敷貼法**：將白芥子研成細末，用冷開水調和，敷貼在穴位上，冷灸時間為2～4小時，以局部充血、潮紅乃至起皰為度。主要用來治療面神經麻痺、關節痛以及配合其他藥物敷貼防治哮喘等。

（2）**大蒜敷貼法**：大蒜搗爛成泥，取適量貼敷於穴位，敷灸1～3小時，以局部皮膚發癢、潮紅、起皰為宜。用於急性喉炎、咯血和鼻出血等。

⊕ 每日練習

1．艾灸法包括哪些具體灸法？其操作方法如何？

2．什麼叫非艾灸法，它又包括哪些內容？

2

十一、拔罐法、溫針法、火針法

⊙ **拔罐法**

拔罐法是借助熱力或其他方法，排除罐中的空氣，造成負壓，使罐具吸著在皮膚上，引起瘀血現象的一種治療方法。拔罐法又叫

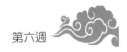

吸筒法，古代稱為角法，在中國晉代已開始應用。拔罐要用罐具，罐具的種類很多，如竹罐、陶瓷罐、金屬罐（銅罐、鐵罐）、玻璃罐、抽吸罐等。現代以玻璃罐和抽吸罐使用最廣。

拔罐法適用於風濕痛、扭挫傷、感冒、腰背痛、胸腹痛、頭痛及骨關節病等。但

高熱、抽搐、痙攣等病症，以及肌肉瘦削、有毛髮及骨骼凹凸不平的部位，都不宜拔罐。

◆ **吸拔方法**

這裡僅介紹臨床上常用的火罐法和抽氣罐法。

（1）**火罐法**：屬於傳統方法，它利用燃燒時的熱力排去空氣，使罐內形成負壓，將罐具吸著於皮膚上。分為投火法、閃火法、貼棉法及架火法四種。

①**投火法**：用蘸有95%濃度乙醇的棉球（注意，不可蘸得太多，以避免火隨乙醇滴燃，燒傷皮膚）或紙片，點燃後投入罐內，迅速扣在所選的區域。扣時要側面橫扣，否則易造成燃燒的棉球或紙片燒傷皮膚。

②**閃火法**：用鑷子夾住乙醇棉球，點燃後，在罐內繞一圈，立即抽出，將罐扣在施術部位上。

③**貼棉法**：將1公分見方的乙醇棉片貼敷於火罐內壁底部，點燃後迅速扣於穴區。

④**架火法**：用一不易燃燒及傳熱的塊狀物，上置一乙醇棉球，放在穴區，點燃後扣以火罐。

上述各法中，以閃火法和架火法最為安全，用得較多。但閃火法要求動作熟練，否則火罐往往不易拔緊；在閃燒時不可燒燎罐口，以免燙傷皮膚。架火法吸力雖大，然而操作較為煩瑣。各人可以根據自己所熟悉的方法運用。

（2）**抽氣罐法**：這是現代發展起來的方法。它由兩部分組成。一為抽吸器，一為不同型號的帶有活塞的塑膠罐具。操作方法為：先將罐具放在所拔穴區，抽吸器插入罐頂部的調節活塞，以手指反覆拉動的方式，將罐內氣體排出至所需的負壓後，取下抽吸器。取罐時，只要將罐頂的塑膠芯向上一拔即可。抽氣罐法不用火力而用機械力，不僅不會造成燙傷等意外事故，而且還可根據病人體質、病情及部位調節吸拔的程度，很有推廣價值。

◆ **吸拔形式**

大約有以下幾種。

（1）**留罐法**：為最常見的吸拔形式。是指罐具吸著之後，停留5～20分鐘再取掉。面部及皮膚比較嬌嫩的部位，留罐時間宜短，肌肉豐厚的部位可長一些。一般以局部顯現紅潤或瘀斑為宜。注意，留罐時間太長施術部位會出現水皰，可塗以甲紫藥水，必要時加以包紮，多在數日內吸收結痂，不留瘢痕。留罐法適於火罐治療的各種病症。

（2）**閃罐法**：是指罐子拔上後，立即取下，如此反覆多次，直至局部潮紅或出現瘀斑為止。多用於局部麻木和生理功能減退的病症。

（3）**走罐法**：又稱為推罐法。多用於病灶面積較大，肌肉豐厚的部位。先在該部位擦上一層凡士林或植物油脂，選擇罐口光滑的玻璃罐（多選中等型號），將罐吸上後，左手緊按扣罐部位上端的皮膚，使之繃緊，右手拉罐向下滑移，達到一定距離後，再將左手按緊下端皮膚，右手拉罐向上滑移。如此進行上下或左右反覆推拉數次，至皮膚潮紅為止。本法常用於腰背部肌肉勞損等病症。

（4）**刺絡拔罐法**：

也有稱絮刺法。拔罐前，先在穴區用消毒三稜針或皮膚針點刺或叩刺，然後拔罐，留罐10～15分鐘。去罐後，拭去血跡。本法適用於各種扭挫傷及疼痛固定的肌肉疾病。

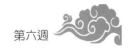

⊙ 溫針法

> 溫針法，是在毫針針刺後於針尾捻裹艾絨，點燃加溫以治療疾病的一種方法。又稱為針柄灸法。在中國漢代的醫籍《傷寒論》中就已提到這種方法。可以看作是針刺與艾灸的結合。

溫針法主要用於關節痠痛、腹部冷痛等病症，也適於保健。

凡不能留針的病症，如抽搐、痙攣、震顫以及精神病人或嬰幼兒等，均不宜使用溫針法。在治療過程中，要囑咐病人不可任意變動體位，以防止艾火脫落燒傷皮膚或燒壞衣物、被褥等。

【操作方法】：先按疾病的需要選取穴位，針刺得氣後，將針留在一定深度，於針柄裝上小棗大的艾絨，必須捻緊，以防止脫落。也可取1.5～2公分長的一段艾條，插在針柄上，然後從下端點燃，直到艾團燒完為止。為了防止艾火脫落灼傷皮膚，可在穴區墊一張硬紙片。

⊙ 火針法

> 火針法，古代又稱為焠刺，是將特製的針具用火燒紅以後刺入一定的部位以治療疾病的方法。這一治法，在中國秦漢時代已經應用。目前火針用得較多的病症為：風濕痛、淋巴結核、象皮腫、神經性皮炎、痣、疣等。

（1）針具：

火針針具針體較粗，現代多採用不銹鋼製成。分為兩種。一種用於單針刺，即為26號或27號毫針，長2～3寸，直徑0.5～1毫米。其針柄上多用竹或骨質包裹，以避免燒灼時燙手。另一種用於多針淺刺，針身比較細短，外形像皮膚針，頭部裝有3～9枚針，另有一根木質的柄。

（2）操作方法：

先根據病情選定穴位或部位，用2%碘酒消毒後，再用75%乙醇棉球脫碘。有兩種針刺方法。

①深刺：須用長針，以右手持針，左手固定穴位，將針在酒

精燈上自針身向針尖逐漸燒紅，對準穴位，迅速刺入，稍停，隨即退出，然後用消毒棉球按揉針孔。針刺時，須細心謹慎，動作要敏捷，一刺即達到所需深度。深刺的深度為0.3～0.5寸（1～1.7公分）。

②**淺刺**：多用裝有木柄的多針針具，在酒精燈上燒紅，輕輕地叩刺皮膚表面。主要用於治療面積較大的頑固性皮膚病，如神經性皮炎等。病變範圍較小的，可用單針針具點刺。

（3）**注意事項**：使用火針深刺時，必須避開血管與內臟，以防發生不良後果。淺刺時，叩刺力量不能太猛，不可忽輕忽重，需均勻、稀疏，這樣才不致發生隨針剝脫表皮等事故。

⊕ **每日練習**

1‧什麼叫拔罐，它有哪些主要內容？

2‧溫針法和火針法在操作和主治疾病上有什麼不同？

3

十二、皮膚針法、刺絡法和皮內針法

⊙ **皮膚針法**

皮膚針法是一種多針淺刺人體腧穴或特定部位達到防治疾病目的的針刺法。因為它的刺激輕微，又只局限在身體表面，適用於兒童病人，所以還被稱為「小兒針」。皮膚針法和其他針法不同點，

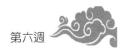

除了刺得淺以外，叩刺的重點還著重在十二經線和皮部，不僅僅是穴位。皮膚針目前主要用於頭痛、高血壓、近視、神經衰弱、胃腸道疾病及神經性皮炎等局部性皮膚病。

◆針具

皮膚針的式樣很多，有梅花針、七星針、羅漢針及電梅花針等。臨床最為實用的是市售的皮膚針具，其頭部一面為七根針分散組成的七星針，一面是五根針合在一起的梅花針，裝有一根富有彈性的長針柄。

皮膚針治療時，針具要經常保持完好，如有針尖鉤毛、生銹等要及時修理或調換。針具要經常浸泡在75%乙醇或其他消毒液內。有條件的，應使用一次性滅菌針具。叩刺的部位也應嚴格消毒。局部皮膚有創傷或潰瘍者，不宜使用本法。

◆操作方法

右手握針柄，用無名指和小指將針柄末端固定於手掌小魚際處，拇指與無名指挾持針柄1/3處，食指壓在針柄的上面。這樣可以充分依靠腕力操作。叩刺時，要求針尖刺及皮膚表面時立即彈起。每分鐘叩刺100次左右。

叩刺的強度分輕、中、重三種，可根據不同體質、部位或病症進行選擇。根據刺激強度和病情，皮膚針治療可每日或隔日1次，以10～20次為一療程。

（1）**輕刺激**：用較輕的腕力叩刺，僅使皮膚略有潮紅。適用於小兒或年老體弱者，頭面部及虛證或病程較長的慢性病。

（2）**中刺激**：用略重的腕力叩刺，使局部皮膚潮紅但不出血。適於治療一般常見病。

（3）**重刺激**：腕力重，針具高抬，節奏略慢進行叩刺，局部皮膚明顯潮紅並有微量出血。多用於體質壯實者、局部壓痛明顯，以及背、肩、臀部等肌肉豐厚的部位。

◆ 叩刺部位

皮膚針的叩刺部位分類的方法很多，為便於初學者掌握起見，我們只選擇介紹三類，即整體叩刺部位、局部叩刺部位和腧穴叩刺部位。其中腧穴叩刺部位，和其他穴位刺激法一樣，根據病症選擇穴位在穴區區域內叩刺即可。另外兩類部位如下。

（1）**整體叩刺部位**：在背部脊柱兩側叩刺，一般分成三縱行：第一行距脊柱約1公分，第二行距脊柱約2公分，第三行距脊柱3～4公分。多數病症都可叩刺這些部位。

（2）**局部叩刺部位**：主要包括發病部位、壓痛點、感覺異常區域以及陽性反應物（透過觸摸所發現的皮下結節狀、條索狀物）等。

具體叩刺時，上面三類部位可綜合選用，如胃病，可在叩打脊柱兩側的基礎上，再按辨證選穴及所尋找到的壓痛點或陽性反應物進行叩刺。

⊙ 刺絡法

刺絡法，又稱為放血法。因常用的針具為三稜針，所以有的書還稱為三稜針法。目前臨床常用的為三稜針和粗毫針。三稜針分大、中、小三種型號，粗毫針用26號半寸針為宜。

刺絡法適用於中暑、中風昏迷、休克、急性腸胃炎、急性結膜炎、頭痛、神經性皮炎、急性扁桃體炎、腰肌勞損、丹毒、癤腫等。其中挑刺法還可治療某些慢性疾病。

刺絡法要注意嚴格消毒，對有血液病的病人不可使用，對體弱、貧血以及孕婦等病人要慎用。每次出血量以不超過10毫升為宜。

◆ 操作方法

主要有以下四種方法。

（1）**點刺法**：先推按所選擇的部位或穴區，使它充血，消毒後，以左手夾持被刺穴區，右手拇指、食指捏住針柄，中指指腹緊靠針身下端，針尖露出0.1～0.2公分，迅速刺入，立即出針，輕輕擠壓針孔周圍，出血少許，然後用消毒乾棉球按壓止血。本法應用面較為廣泛。

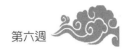

（2）**叢刺法**：用三稜針在一個較小的部位反覆點刺，使其微微自然出血。常與拔罐法結合，即前面所提到的刺絡拔罐法。叢刺法多用於急慢性軟組織損傷。

（3）**散刺法**：散刺法和叢刺法相似，但刺絡皮膚面積較大，點刺的距離也較大。根據病灶大小，點刺10～20下不等。多用於丹毒、神經性皮炎等面積較大的病灶。

（4）**挑刺法**：它是點刺法的一種發展。主要是選用某些疾病在體表皮膚有關部位上出現的異常點進行挑刺，這些點可表現為壓痛、痠困、丘疹及皮下結節等不同情況。並根據病情，出現在身體的不同部位。常見於背部第七頸椎至第五頸椎兩側。若為丘疹，多稍突起於表皮，如針帽大小，呈灰白、暗紅、棕褐或淺紅色不等。挑刺時，局部消毒後，左手按壓固定皮膚，右手持小號三稜針，挑破表皮，深入皮下，針身傾斜並輕輕提高，將白色纖維樣物挑斷十數根至數十根。挑刺完畢，拭去血跡，覆蓋消毒敷料，並加以固定。

⊙ **皮內針法**

　　皮內針法又稱埋針法，它是將一種特製的針具留置於皮內或皮下，進行較長時間刺激的一種方法。它是毫針留針法的發展，對提高某些疾病的臨床效果有一定作用。多用於易反覆發作的病症，如神經性頭痛、偏頭痛、肋間神經痛、三叉神經痛、坐骨神經痛、膽絞痛、胃痛、心絞痛等。也適宜於高血壓、喘喘、月經不調、遺尿等慢性病症。

目前用得較多的皮內針針具為顆粒式（麥粒式）和撳釘式兩種。以撳釘式更較方便而穩妥，使用更廣泛。

◆ **操作方法**

由於皮內針要在皮內留置較長的時間，選取的穴位應該不妨礙人體正常的活動，故多選用耳穴。具體操作有以下兩法。

（1）**顆粒型皮內針刺法**：皮膚嚴格消毒後，以鑷子夾住針柄，沿皮

下將針斜刺入真皮內，進針0.5～1.0公分，再以長條膠布順針身的進入方向粘貼固定。本法多用於體穴或耳穴透穴時。

（2）撳針型皮內針刺法：皮膚嚴格消毒後，用鑷子夾住針圈，對準穴位直壓刺入，使針圈平附於皮膚上，再以小塊膠布粘貼固定。本法多用於耳穴。

埋針時間，據病情和氣候而定，夏天不宜超過2日，冬天可3～4日。

皮內埋針一定要重視無菌消毒。皮內針針具最好用一次性針具，或浸泡於75%乙醇中，臨用時以消毒鑷子夾出。埋針後，如病人感覺刺痛或活動不便時，應取出重埋。夏天埋針，因出汗多而易發生感染，埋針局部如有疼痛不適，即應取出。

⊕ **每日練習**

1．皮膚針的叩刺方法和叩刺部位有何特點？

2．刺絡法具體有哪四種方法？並請說出它的適應證和注意事項？

3．皮內針法的操作方法如何？

4

十三、電針法、腧穴敷貼法、腧穴注射法和腧穴鐳射照射法

⊙ **電針法**

電針法是毫針刺法與脈衝電流相結合作用於腧穴或特定部位的一種針刺方法。由於綜合了留針刺激和電刺激，在一定程度上可以

提高治療效果，目前臨床應用十分廣泛。一般地說，凡是毫針治療適應證，都可用電針法。尤其對於疼痛和麻痹，有較好的療效。但電針刺激較一般毫針為大，須注意預防暈針。垂危病人、孕婦、過度勞累、饑餓、醉酒者，不宜用電針。

◆ 器具

電針法使用的儀器稱電針儀或電針治療儀。早期用的是蜂鳴式電針儀，自二十世紀60年代後期為電晶體電針儀所代替。電針儀的種類很多，臨床常用的為調製脈衝式電針儀，如G6805電針儀等。一般是交直流電源兩用的，能輸出三種不同的波形，即：連續波（波形規律，連續不變）、疏密波（電脈衝的頻率周而復始地由慢變快）、斷續波（呈週期性間斷的連續波）。作為初學者，可選擇比較簡單的規律脈衝式電針儀，如BT701型電針儀，它具有四對輸出線路，也就是可連接四對（八個）穴位，輸出的波形是連續波。儀器的面板上具有一隻調節頻率快慢的旋鈕和四隻調節強度大小的旋鈕，以及一隻表示開、關和頻率的氖指示燈，容易掌握，操作簡便。

◆ 操作方法

使用電針儀之前，除了透過說明書詳細瞭解該儀器的特點與要求外，還應檢查儀器的性能是否正常。具體做法是，在電針儀的一對輸出線上分別夾一塊沾過水的脫脂棉團，左手中、食指各按壓一團，右手打開儀器，逐步加大刺激強度，以親自體會感覺，同時也能熟悉電針儀的操作。電針方法如下。

（1）**毫針刺入所選穴位得氣後，將電針儀的輸出線分別夾持在毫針體上。**每一對輸出電極最好連接同一側的兩個穴位。把電針儀的輸出電位器調至「0」，打開電源開關，再選擇所需的頻率和強度。在治療過程中，病人往往會發生電適應，即覺得刺激強度逐漸變小，應及時進行調整。電針刺激時間一般為10～20分鐘，但也有長達0.5～1小時。電針刺激強度，多以病人能夠耐受為度。

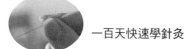

（2）治療完畢，先把電位器調到「0」，再關閉電源，以避免關閉電源時產生突然增強的電刺激。再撤去導線，將毫針輕輕捻動幾下拔出。起針後要觀察毫針針體有否變黑、變細或缺損，如出現這種情況，要停止使用這種電針儀。

電針的穴位配方和毫針法相同，但一般要求成雙取穴，因為用單穴不能形成電流回路，達不到電刺激的目的。如僅需取1穴時，可把電針儀的輸出線，一根接在毫針上，另一根接在用水浸濕的紗布上，濕紗布可放置在同側的皮膚上。

⊙ **腧穴敷貼法**

> 腧穴敷貼法是指在某些穴位上敷貼藥物，透過藥物和腧穴的共同作用以治療疾病的一種方法。其中某些帶有刺激性的藥物（如毛莨、斑蝥、白芥子等）搗爛或研末，敷貼穴位，可以引起局部發皰化膿如「灸瘡」，又稱為「天灸」，已在「冷灸法」一節作過介紹。若將藥物貼敷於神闕穴，透過臍部吸收或刺激臍部以治療疾病時，又稱敷臍療法或臍療。

腧穴敷貼適用於多種疾病的治療。包括內、外、婦、兒及五官各科。目前臨床上主要用於感冒、慢性支氣管炎、支氣管哮喘、冠心病心絞痛、腹瀉、面神經麻痺、失眠、高血壓病、頸椎病、月經失調、子宮脫垂、嬰幼兒腹瀉、遺尿、青少年近視、過敏性鼻炎、牙痛等的治療。

◆ **常用敷貼藥物**

（1）**藥物**：包括敷藥和溶劑（或賦形劑）。敷藥多用具有通經走竄、開竅活絡作用的冰片、麝香、丁香、花椒、薑、蔥、肉桂、細辛、白芷、皂角等，和氣味俱厚、力猛有毒的生南星、生半夏、川烏、草烏、巴豆、附子、大戟等。常用的溶劑（或賦形劑）有水、白酒或黃酒、醋、薑汁、蜂蜜、蛋清、凡士林等。此外，還可針對病情應用藥物的浸劑作溶劑。

（2）**劑型**：

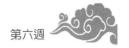

常用的有4種。

①**丸劑**：將藥物研成細末，用水或蜜或藥汁等拌和均勻，製成圓形大小不一的藥丸，貯存備用。

②**散劑**：將藥物研成細末，填放臍部進行治療。糊劑：　將藥物研成細末，酌情使用水、醋、酒、雞蛋清或薑汁等，調成糊狀，攤敷腧穴，外蓋紗布，膠布固定。

③**膏劑**：將所選藥物製成外貼膏藥或軟膏。

④**餅劑**：將藥物研成細末，加適量的水調拌均勻，製成大小不等的藥餅，敷貼病變局部或腧穴，外用紗布覆蓋，膠布固定。或將新鮮植物的根莖、莖葉等搗碎，制成藥餅，烘熱後敷貼穴位。

◆ 操作方法

（1）**選穴**：腧穴敷貼選穴力求少而精。一般多選用：　病變局部的穴位、阿是穴或經驗穴。其中，神闕穴和湧泉穴為常用的敷貼穴。

（2）**敷貼方法**：根據所選穴位，採取適當體位，使藥物能敷貼穩妥。敷貼藥物之前，定準穴位，用溫水將局部洗淨，或用乙醇棉球擦淨，然後敷藥。對於所敷之藥，無論是糊劑、膏劑或搗爛的鮮品，均應將其很好地固定，以免移動或脫落，可直接用膠布固定，也可先將紗布或油紙覆蓋其上，再用膠布固定。目前有專供敷貼穴位的特製敷料，使用固定都非常方便。如需換藥，可用消毒乾棉球蘸溫水或各種植物油，或石蠟油輕輕揩去粘在皮膚上的藥物，擦乾後再敷藥。一般情況下，刺激性小的藥物，每隔1～3日換藥1次；不需溶劑調和的藥物，還可適當延長到5～7日換藥1次；刺激性大的藥物，應視病人的反應和發皰程度確定敷貼時間，數分鐘至數小時不等，如需再敷貼，應待局部皮膚基本恢復正常後再敷藥。

凡用溶劑調敷藥物，需隨調配隨敷貼，以防蒸發。在應用腧穴敷貼法時，應注意選擇活動度較小的部位。對刺激性強的藥物，保留時間不可過長，如局部出現水皰，可用甲紫藥水搽抹。在敷貼過程中如出現皮膚過敏，應查清原因，如為藥物所致，須改用其他藥品；如系膠布所致，可改

用紗布包紮。對於孕婦、幼兒，應避免敷貼刺激性強、毒性大的藥物。

⊙ 腧穴注射法

> 　　腧穴注射法，一般是指將某些中西藥物注入腧穴或特定部位的一種療法，所以又稱為水針法。它具有針刺和藥物的雙重作用。腧穴注射適應病症亦較為廣泛，各系統疾病都有應用，但以治療疼痛及炎症性病症更為常用，如三叉神經痛、坐骨神經痛、慢性支氣管炎、大葉性肺炎、急性闌尾炎等。

　　在穴位注射時必須注意的是要避免使用某些濃度過高或刺激性過強的藥物，同時有些部位如關節腔，有些穴位如合谷（尤其是患兒）不宜應用本法。

◆ 器具和常用藥液

　　（1）**器具**：常用1、2、5、10、20毫升的消毒注射器或一次性注射器。一般穴位多用5號齒科長針頭，眼部穴用4號針頭，深部穴採用封閉用的長針頭。

　　（2）**常用藥液**：0.25%～2%鹽疫普魯卡因，維生素B1、甲鈷胺、維生素K3、維生素C，阿托品，生理鹽水，注射用水，各種抗生素，γ氨酪疫，乙醯穀胺醯胺，腺苷三磷疫，丹參注射液、當歸注射液、魚腥草注射液、黃芪注射液等。

◆ 操作方法

　　（1）**術前準備**：注射器及注射部位進行嚴格消毒，檢查藥液品質，有安瓿破損、過期或變質的一律不用；校對藥名、劑量，凡能引起過敏反應的藥物，如普魯卡因、青黴素等必須預先做過敏試驗，陽性者禁用。

　　（2）**注射方法**：快速進針，緩慢送至所需深度，上、下提插至有得氣感後，將針芯回抽一下，如無回血，注入藥液。一般用中等速度推藥，體弱或慢性病病人，速度可慢一些；體壯實，急性病，推藥速度宜快。如推入藥液較多，可將針頭由深至淺分層推入。每個穴位注射的劑量，應據

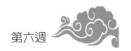

病人的病情、體質、藥物濃度和穴位所在的部位而有所區別，多為0.3～1毫升，但也有2～5毫升的。每日或隔日1次，7～10次為一療程。

⊙ 腧穴鐳射照射法

> 腧穴鐳射照射法又稱鐳射針、光針，是利用雷射光束照射穴位以治療疾病的一種方法，是現代雷射技術和傳統針灸療法相結合的產物。這一治療方法從20世紀70年代中期問世以來，由於具有無損傷、無痛苦，操作簡便，較為安全等特點，迅速為不少國家的針灸工作者所接受。

臨床上多用於偏頭痛、頭痛、鼻炎、支氣管炎、哮喘、胃及十二指腸潰瘍、高血壓、慢性結腸炎、痛經及多種神經痛和皮膚病。由於穴位鐳射照射無任何痛苦，特別獲得小兒病人的青睞，近年來，用以治療小兒遺尿、嬰幼兒腹瀉和小兒肺炎、小兒麻痺症等，也有較好的效果。

用於穴位照射治療的鐳射儀器很多，臨床上常用的是小功率氦氖鐳射治療儀。它主要由放電管、光學諧振腔、激勵源三部分組成。功率一般為1～25毫瓦，波長為632.8納米（1納米=10埃）。穿透組織的深度為10～15毫米。

操作方法是：治療前，應先檢查儀器。然後囑病人選擇合適的體位元，調節儀器使光束對準穴位。打開電源開關，這時指示燈亮，氦氖鐳射儀發出橘紅色的光束，調整輸出電鈕，使電源表的讀數達到額定值的範圍，照射距離一般為20～30毫米，最遠可到100毫米，皮膚上的光斑要控制在3毫米以內。如果用光導纖維照射，需用手（可讓病人自己掌握）握住光導纖維對準穴位。每穴照射2～5分鐘，每次選2～4穴。照射10次為一療程，療程間隔時間為7～10日。

腧穴鐳射照射雖然較為安全，但近來發現也可引起「暈針」樣反應，症狀和處理方法都和體針暈針相似。另外，負責鐳射治療的醫生，要戴鐳射防護眼鏡。

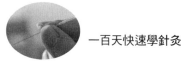

⊕ 每日練習

1·請介紹電針的具體操作方法。

2·常用的腧穴敷貼藥物有哪些？

3·腧穴注射法要注意什麼？

4·腧穴鐳射照射法適用於哪些病症？

5

十四、耳針法

耳針法是透過對耳廓特定區域（即耳穴）的觀察（或檢測）和刺激達到診治疾病的一種方法。在針灸醫學的各種刺灸方法中，耳針是較為獨特的療法。耳針法有自己的刺激區，儘管集中在小小的耳廓上，但耳穴數量之多，僅次於體穴。特別是它還具有診斷、預防、治療、保健四位一體的優點。應用耳部某些區域進行診斷和治療疾病，起源於古代中國，但是真正獲得巨大進展，並形成一門較為完善的療法，則是在現代。其中，法國的P.Nogier博士在二十世紀50年代中期發表了他的耳穴圖，對耳針法的發展起了重要的促進作用。

⊙ **耳廓的主要結構**

> 耳廓是外耳的一部分，耳穴則是耳廓上的一些特定的診治點，為了便於讀者熟悉耳穴的分布情況，簡單介紹耳廓的主要表面解剖結構如下（圖36）。

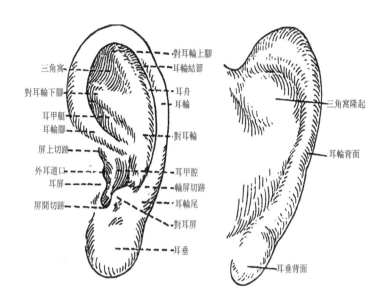

圖36耳廓前後面結構

◆ 耳廓前面分布

（1）**耳輪**：耳廓邊緣向前捲曲的部分。

（2）**耳輪腳**：耳輪前上端伸入耳腔內的橫行突起。

（3）**耳輪結節**：耳輪外上方稍肥厚的小結節。

（4）**耳輪尾**：耳輪末端，與耳垂相交處。

（5）**對耳輪**：耳廓邊緣內側與耳輪相對的、上有分叉的平行隆起部分。

（6）**對耳輪上、下腳**：分別指對耳輪上端分叉的上支和下支。

（7）**三角窩**：對耳輪上、下腳構成的三角形凹窩。

（8）**耳舟**：耳輪與對耳輪之間的凹溝。

（9）**耳屏**：耳廓外面前緣的瓣狀突起。

（10）**對耳屏**：耳垂上部，與耳屏相對的隆起部。

（11）**屏上切跡**：耳屏上緣與耳輪腳之間的凹陷。

（12）**屏間切跡**：耳屏與對耳屏之間的凹陷。

（13）**輪屏切跡**：對耳輪與對耳屏之間的凹陷。

（14）**耳甲**：由對耳屏和弧形的對耳輪體部及對耳輪下腳下緣圍成的凹窩。其中，耳輪腳以上部分的耳甲稱耳甲艇，以下部分稱耳甲腔。

（15）**耳垂**：耳廓最下部的無軟骨的皮垂。

（16）**外耳道口**：耳甲腔內，被耳屏遮蓋的孔。

◆ 耳廓的背面分布

（1）**耳輪背面**：因耳輪向前捲曲，此面多向前方，又稱耳輪外側面。

（2）**耳舟後隆起**：耳舟背面。

（3）**對耳輪後溝**：同對耳輪相對應的背面凹溝處。

（4）**三角窩後隆起**：三角窩的背面隆起處。

⊙ **主要耳穴**

> 到目前為止，已經發現的耳穴有數百個之多，經過反覆的篩選驗證，得到世界各國公認的為91個。這裡僅介紹臨床中用得最多的41個耳穴。

耳穴的分布，特別是在耳廓前面，有一定的規律性，就像一個頭部朝下臀部朝上的胎兒。也就是說：　與頭面部相應的耳穴，分布在耳屏和耳垂；與上肢相應的分布在耳舟；與軀幹相應的分布在對耳輪；與下肢及臀部相應的分布在對耳輪上、下腳；與盆腔相應的分布在三角窩；與消化道相應的分布在耳輪腳周圍；與腹腔相應的分布在耳甲艇；與胸腔相應的分布在耳甲腔；與鼻咽部相應的分布在耳屏等。現將臨床上最為常用穴的具體分布部位說明如下。

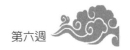

（1）**耳中**：耳輪腳。主治：呃逆、蕁麻疹，小兒遺尿。

（2）**外生殖器**：耳輪上，與對耳輪下腳上緣相平處。主治： 睪丸炎、外陰瘙癢症等。

（3）**耳尖**：耳輪頂端，與對耳輪上腳後緣相對的耳輪處。取穴時，將耳廓向前對折，在上部尖端處取之。主治： 發熱、高血壓、急性結膜炎、麥粒腫。

（4）**結節**：耳輪結節處。主治：頭暈、頭痛、高血壓等。

（5）**風溪**：耳舟上，在耳舟上2/5與下3/5的交界處。即耳輪結節前方。主治：蕁麻疹、過敏性鼻炎、哮喘。

（6）**肩**：耳舟上，耳舟分五等分，自上而下在第四等分處。主治：肩關節周圍炎、膽石症等。

（7）**膝**：對耳輪上腳的中1/3處。主治：膝關節腫痛。

（8）**坐骨神經**：對耳輪下腳的前2/3處。主治：坐骨神經痛。

（9）**交感**：對耳輪下腳的末端與耳輪內緣交界處。主治：胃腸痙攣、心絞痛、膽絞痛、輸尿管結石、自主神經功能紊亂。

（10）**頸椎**：在對耳輪體部將輪屏切跡至對耳輪上、下腳分叉處分為五等分，下1/5為本穴。主治： 頸椎綜合症、落枕等。

（11）**胸椎**：按上述分法，中1/5為本穴。主治：胸脇痛、乳腺炎、產後泌尿不足等。

（12）**神門**：在三角窩後1/3的上部，即對耳輪上、下腳分叉處稍上方。主治：失眠、多夢、痛症、戒斷綜合症等。

（13）**內生殖器**：三角窩前1/3的下部。主治：痛經、月經不調、白帶過多、功能性子宮出血、遺精、早洩。

（14）**外耳**：屏上切跡前方近耳輪部。主治：外耳道炎、中耳炎、耳鳴。

（15）**外鼻**：耳屏外側面中部。主治：鼻炎、減肥等。

（16）**屏尖**：耳屏上部隆起的尖端。主治：發熱、牙痛。

（17）**腎上腺**：耳屏下部隆起的尖端。主治：低血壓、感冒、風濕性關節炎。

（18）**咽喉**：耳屏內側面上1/2處。主治：咽喉炎、扁桃體炎等。

（19）**內鼻**：耳屏內側面下1/2處。主治：鼻炎、鼻竇炎、鼻出血等。

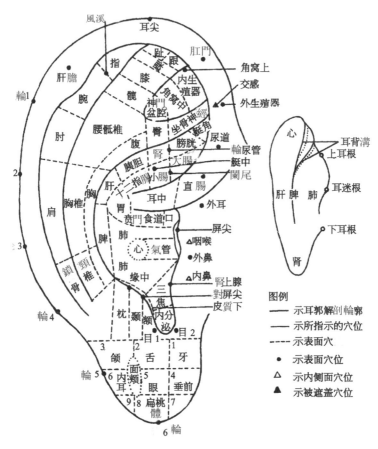

圖37耳穴

（20）**對屏尖**：對耳屏尖端。主治： 哮喘、腮腺炎，皮膚瘙癢症。

（21）**緣中**：在對耳屏游離緣上，對屏尖與輪屏切跡的中點。主治：

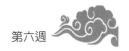

遺尿、美尼爾氏綜合症。

（22）**顳**：對耳屏外側面的中部。主治：偏頭痛。

（23）**皮質下**：對耳屏內側面。主治：神經衰弱、假性近視、高血壓病、腹瀉、痛症。

（24）**心**：耳甲腔正中凹陷處。主治：心律不齊、心絞痛、神經衰弱。

（25）**肺**：耳甲腔中央周圍處。主治：咳喘、皮膚病、便秘、戒菸。

（26）**脾**：耳甲腔的後上方。主治：腹脹、腹瀉、便秘、食欲不振、功能性子宮出血。

（27）**內分泌**：耳甲腔的前下，在耳屏屏間切跡內。主治：痛經、月經不調、更年期綜合症。

（28）**口**：耳輪腳下方前1/3處。主治： 口腔炎、戒菸、膽石症。

（29）**胃**：耳輪腳消失處。主治： 胃炎、消化性潰瘍、胃痙攣、失眠、膽石症。

（30）**十二指腸**：耳輪腳上方後1/3處。主治：消化性潰瘍、膽石症。

（31）**大腸**：耳輪腳上方前1/3處。主治：腹瀉、便秘。

（32）**肝**：耳甲艇的後下部。主治：脇痛、眩暈、月經不調、高血壓。

（33）**胰膽**：在耳甲艇的後上部，肝腎兩穴之間。主治：膽囊炎、膽石症、急性胰腺炎。

（34）**腎**：在對耳輪下腳下方後部，即對耳輪上、下腳分叉處下方。主治：遺尿、腰痛、腎炎、月經不調、遺精、早洩。

（35）**牙**：耳垂正面，從屏間切跡軟骨下緣至耳垂下緣劃三條等距離水平線，再在第二水平線上引兩條垂直等分線，由前向後，由上向下地把耳垂分為九個區，一區為本穴。亦即耳垂正面前上部。主治：牙痛、牙周炎、低血壓。

一百天快速學針灸

（36）**眼**：按上述分區之五區為本穴，即耳垂正面中央部。主治：急性結膜炎、麥粒腫、假性近視及其他眼病。

（37）**面頰**：按上述分區之五、六區交界線周圍，亦即眼區與內耳區之間為本穴。主治：周圍性面癱、三叉神經痛。

（38）**內耳**：按上述分區之六區，即耳垂正面後中部。主治： 耳鳴、耳聾、美尼爾氏綜合症。

（39）**扁桃體**：按上述分區之八區，即耳垂正面下部。主治： 扁桃體炎、咽炎。

（40）**耳迷根**：耳背與乳突交界的根部，耳輪腳對應處，即耳輪腳後溝的耳根處。主治：膽石症、心律失常。

（41）**耳背溝**：又稱降壓溝。在對耳輪上、下腳及對耳輪主幹在耳背面呈「Y」形凹溝部。主治： 高血壓、皮膚瘙癢。

⊕ **每日練習**

請熟悉41個主要耳穴的部位和主治。

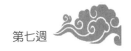

·第七週

1

⊙ 耳穴適應病症

耳穴適應病症十分廣泛，據統計，已被應用於150餘種病症的預防、治療和保健。包括多種疼痛性疾病，如頭痛、偏頭痛、三叉神經痛、坐骨神經痛等；多種炎症性疾病，如急性結膜炎、扁桃體炎、咽喉炎；過敏性疾病，如蕁麻疹、過敏性鼻炎以及一些功能紊亂性疾病，如心律不齊、高血壓、神經衰弱等。特別是近年來，耳針在戒菸、減肥以及治療美容性皮膚病（如青年痤瘡、黃褐斑等）、競技綜合症等方面，更有較之其他療法更為明顯的效果。

耳針法一般來說比較安全，但外耳如有明顯炎症或病變，包括凍瘡破潰、感染、潰瘍及濕疹等，不宜採用本法。婦女懷孕期，尤其是有習慣性流產史的不可用耳針。

⊙ 耳穴的探查方法

人體有病時，往往會在耳廓的相應穴區內出現反應，如膽囊病時在胰膽穴，肺病在肺區等。針刺時，只有直接刺激這些反應點，才會獲得較好的效果。由於各人耳廓的形狀和大小不一樣，加上上面所介紹的耳穴區域相對較反應點為大，故臨床上使用耳穴時，不能只根據所規定的部位，還要進一步在此部位內探查出反應點的位置，這就叫耳穴探查方法。

耳穴探查法常用的有三種，一種為直接觀察法，就是用肉眼或借助放大鏡，在自然光線下，觀察耳廓各穴區有無變形、變色的徵象；另一種為

電測定法，是以特製的電子儀器測定耳穴皮膚電阻、電位等變化。但這兩種方法，或者要憑經驗，或者要憑儀器，對初學者來說，最合適的為第三種，即壓痛法，具體操作如下。

先根據病人病情，選取耳穴，然後用毫針柄或牙籤進行探壓。探壓時壓力要均勻，從穴區周圍向中間按壓。當探棒壓迫到痛點時，病人會出現皺眉、眨眼、呼痛或躲閃反應。此時可稍用力按壓一下，作一個標記，以便針刺。少數病人的耳廓上一時測不到壓痛點，可先按摩一下該區域，再行測定。

⊙ 耳針配穴方法

主要有以下四種方法。

（1）按臟腑辨證配穴：

根據中醫的傳統理論來選穴組成處方。如中醫學認為「肺主皮毛」，故可取肺穴治療皮膚病；腎，「其華在發」，故可取腎穴治療斑禿等。

（2）按現代醫學理論配穴：

耳穴中有不少是按現代醫學的名稱命名的，如皮質下、交感、腎上腺、內分泌、耳迷根等。這些穴位的功能和現代醫學所說的基本一致，如腎上腺穴，有近似調節腎上腺的功能，故可按現代醫學理論配穴。

（3）按相應部位配穴：

此法最為簡單，臨床上用得也最廣泛。即根據病變所在，在耳廓對應的部位取穴配方。如肩周炎取肩穴，胃炎取胃穴等。

（4）按臨床經驗配穴：

指對臨床中發現，對某一或某些病症有獨特作用的穴位進行組方。如耳尖穴治高血壓、耳中穴治膈肌痙攣等。

在實際治療中，上面各種配穴常綜合運用，如高血壓，可據西醫理論取交感，按臟腑學說加心，據臨床經驗加耳尖等。

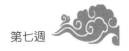

⊙ 耳穴刺激方法

耳穴刺激方法總計有30餘種，我們僅介紹最常用的3種。

（1）毫針法：

針具多用28～32號之半寸長的不銹鋼毫針。首先對耳穴進行消毒，由於耳穴感染可引起嚴重後果，故一般先用2%碘酒塗抹，再用蘸有75%乙醇的棉球脫碘消毒。進針時，用左手拇、食指固定耳廓，中指托著針刺部耳背，這樣既可掌握針刺深度，又可減輕針刺疼痛。然後用右手拇、食、中三指持針，在反應點進針。針刺深度視耳廓不同部位厚薄而定，以刺入耳軟骨（但不可穿透）且有針感為度。針感多表現為疼痛，少數亦有痠、脹、涼、麻的感覺。留針時間20～30分鐘。起針時左手托住耳背，右手起針，並用消毒乾棉球壓迫針眼，以防出血。每次一側或雙側針刺，每日或隔日1次。

（2）埋針法：

即將皮內針埋入耳穴。多用撳針型皮內針。先將穴區皮膚按上法嚴格消毒，左手固定耳廓，繃緊埋針處的皮膚，右手持鑷子夾住消毒皮內針的針環，輕輕刺入所選穴區內，再用膠布固定。一般每次埋單側耳，必要時可埋雙側。每天自行按壓3～4次。留針時間2～4日。夏天宜短，冬季可長些。埋針處不要淋濕浸泡，局部脹痛不適要及時檢查。如耳部皮膚有炎症或局部有凍瘡時，不宜埋針。

（3）壓丸法：

又稱耳穴壓豆、耳穴貼壓法，是一種簡便安全的耳穴刺激法。壓丸的材料用得較多的是王不留行籽、綠豆以及磁珠（磁性強度在180～380高斯）。選定穴位後，先以75%乙醇拭淨耳廓皮膚，用消毒乾棉球擦淨。用鑷子將中間粘有壓物的小方膠布（面積約為7×7平方毫米），置於穴區，並粘牢貼緊。待各穴貼壓完畢，即予按壓，直至耳廓發熱潮紅。按壓時宜採用拇食指分置耳廓內外側，夾持壓物，行一壓一鬆式按壓，反覆對壓每穴持續半分鐘左右。每日按壓3～4次，每週換貼1～2次。

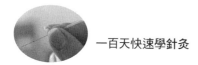

⊙ 耳針意外及處理

> 對初學者來說，一定要有嚴格的消毒觀念。

耳針法，只要嚴格遵循操作規程，多不會出現意外。最常見的事故是：因消毒不嚴所引起的耳廓感染。由於耳廓血液迴圈差，一旦感染，如處理又不及時，即可以波及耳軟骨，嚴重的會出現耳廓腫脹、軟骨壞死而造成耳廓萎縮、畸形，要引起高度警惕。為了預防這一事故的發生，首先對針具必須嚴格消毒，皮內針最好用一次性針；其次，耳穴穴區消毒要堅持先用碘酒再用乙醇的兩步消毒法；最後，耳穴壓丸時，不要用搓動壓丸的手法，這也可以損傷表皮而發炎。

耳廓感染，早期多為淺表感染，表現為局部皮膚紅腫，伴有少量滲出，疼痛較輕。可用2.5%碘酒局部塗擦，每日2～3次，或敷以消炎軟膏，多可在4～5日內獲痊癒。

如發展為耳軟骨（膜）炎，局部有明顯的紅、腫、熱、痛，重者整個耳廓發紅腫脹，最後形成膿腫。常伴有較顯著的全身症狀，發熱、頭痛、食欲不振及白細胞計數增高等，應立即轉外科進行手術治療。

⊕ 每日練習

1·耳穴的配方有哪幾種？

2·耳穴的刺激方法有哪些？如何操作？

2

十五、頭皮針法

頭皮針法又稱頭針法，是透過刺激頭部髮際區域的特定部位治療疾病的一種療法。頭皮針法早在20世紀50年代就有人提出，但真正在臨床上推廣則在70年代以後。大量病人的治療實驗證明，頭皮針法不僅方法簡便安全，而且對腦部引起的多種疾病有獨特的效果。

頭皮針法主要用於腦血管疾病的治療，對中風（腦出血或腦梗死）引起的偏癱，其總有效率可達到90%以上。對腦外傷後遺症、小兒腦性癱瘓、小兒腦發育不全、震顫麻痹、舞蹈病、耳鳴及各類急慢性疼痛等，都有一定效果。

近年來還用於老年癡呆症和小兒智力障礙等。

⊙ **常用刺激部位**

> 和體針取穴不同，頭皮針穴位有著六大不同的體系，且各有特點。主要的為頭皮針穴名標準化方案、焦順發頭皮針穴名體系和方雲鵬頭皮針穴名體系三家。其中，頭皮針穴名標準化方案為目前國際上通用的標準，但對初學者來說，掌握上有一定難度。而實際臨床上以山西焦順發所提出的頭皮針穴位影響較大，且取穴方法簡便，特別適合於初學者，故本節僅介紹焦順發頭皮針穴名體系（圖38）。

在取穴之前，首先要明確前後正中線和眉枕線的部位。

【前後正中線】：眉間和枕外粗隆頂點下緣連線。

【眉枕線】：眉中點上緣和枕外粗隆頂點的頭側面連線。

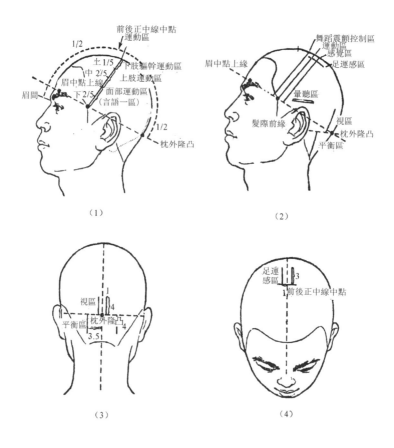

圖38通用的頭皮針刺激穴區

（1）運動區：

上點在前後正中線的中點向後移0.5公分處，下點在眉枕線和鬢角髮際前緣相交區（若鬢角不明顯者，可從顴弓中點向上引一垂直線，將此線與眉枕線交點前0.5公分處作為點），上下兩點的連線即為運動區。主治：運動區上1/5，治療對側下肢癱瘓；運動區中2/5，治療對側上肢癱瘓；運動區下2/5，治療對側中樞性面癱、運動性失語、流涎。

（2）感覺區：

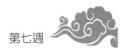

自運動區後移1.5公分的平行線，即為感覺區。主治：感覺區上1/5，治療對側腰腿疼痛、麻木、感覺異常；感覺區中2/5，治療對側上肢疼痛、麻木、感覺異常；感覺區下2/5，治療對側面部麻木、疼痛，偏頭痛。

（3）**舞蹈震顫控制區：**

自運動區向前移1.5公分的平行線即為本區。主治：舞蹈病、帕金森病。

（4）**暈聽區：**

從耳尖直上1.5公分處，向前及向後各引2公分的水平線，共長4公分，即為本區。主治：眩暈、耳鳴、聽力減退。

（5）**足運感區：**

在前後正中線的中點旁開左右各1公分，分別向後引平行於中線的3公分長的直線。共兩條。主治：對側下肢疼痛、麻木、癱瘓。

（6）**視區：**

從旁開前後正中線1公分的平行線與枕外粗隆水平線的交點開始，向上引4公分的垂直線，即是該區。主治：皮質性視力障礙，白內障。

（7）**平衡區：**

沿枕外粗隆水平線，旁開前後正中線3.5公分，向下引垂直線4公分，即為本區。主治：小腦損害引起的平衡障礙。

上面7個頭皮針刺激區在臨床上最為常用，另外尚有血管舒縮區、言語二區、言語三區、運用區、胃區、胸腔區和生殖區等7個區，因不太常用，故略而不論。

⊙ **針前準備**

（1）**針具選擇：**頭皮針一般選用28～30號1.5～2寸長的不銹鋼毫針，初學者進針有困難可選用1寸針。小兒則用0.5～1寸針。

（2）**取定治療部位：**正確取定頭皮針刺激部位對治療效果有重要影響。初學者應用卷尺精確測定，並用甲紫藥水作好標記。然後囑病人取正

坐位，分開局部頭髮（男性病人如有可能應理成光頭），進行徹底消毒。

⊙ **操作方法**

> 頭皮針法每日或隔日1次，一般以10次為一療程，療程間隔5～7日。

（1）進針法：

在進針時要避開發囊、瘢痕及局部感染處，以免引起疼痛。初學者可用指切進針法，即以左手拇指的指甲掐切頭穴，右手持針，針尖緊靠指甲緣，迅速刺入皮下。進針方向與頭皮成15°～30°。熟練後，可用快速進針法以減輕疼痛，方法為：用右手拇、食（示）指尖捏住針體下端（距針尖2公分處），針尖對準進針點，手指尖距頭皮5～10公分，手腕背屈後，再突然手腕掌屈，借助這一力量使針尖沖進皮下或肌層。

進針後，右手拇、食（示）指尖捏住針柄下半部，中指緊貼針體末端，沿皮將針體快速推至帽狀腱膜下層。當針到達帽狀腱膜下層後，指下會感到阻力減小，然後將針沿頭皮針穴線推進0.5～1.5寸，再進行運針。注意：頭皮針進針要掌握好角度，角度過小，針易進入肌層；角度過大，則容易刺入骨膜，都會引起疼痛。為了減輕進針時的疼痛，可囑病人憋氣（深吸氣一口，暫停呼吸）。

（2）運針法：

頭皮針運針只捻轉不提插。為使針的深度固定不變及捻轉方便起見，一般以拇指掌側面和食（示）指橈側面夾持針柄，以食（示）指的掌指關節快速連續屈伸，使針身左右旋轉，每分鐘要求捻轉200次左右。這一速度對初學者來說是有一定難度的，特別是雙手同步捻轉，因此要下苦功鍛煉一段時間。每次持續捻轉1～2分鐘，頭皮針留針15～30分鐘，在此期間還需間隔5～10分鐘運針1次。如手捻確實有困難，也可以電針代替，頻率宜在200～300次/分以上，刺激強度以病人的反應來決定，一般以病人可耐受為度，波型可選擇連續波。

另有兩種手法，讀者也可酌情選用。①抽提法：針體進入帽狀腱膜

下層後，針體平臥，用右手拇、食（示）指緊捏針柄，左手按壓進針點處以固定頭皮，用爆發力將針迅速向外抽提3次，然後再緩慢地向內退回原處。這種緊提慢插的方法，相當於瀉法。②進插法：持針手法與上相同，用爆發力將針迅速向內進插3次，再退回原處，這種緊插慢提的方法，相當於補法。但要注意上述提插範圍不宜超過0.1寸，動作要求迅速。

（3）出針法：

頭皮針的出針比較簡單，只需緩慢退針到皮下，然後迅速拔出。因為頭皮血管比較豐富，取針後應立即用消毒乾棉球按壓，以防出血。

⊙ **注意事項**

> 頭皮針的刺激強度較大，應注意防止暈針。

在頭皮針治療中常易發生滯針，即針刺入頭皮後，行針困難，難以捻轉進退。可適當延長留針時間，囑病人身心放鬆，並在針體周圍輕柔按摩，然後順進針方向緩緩退出。

因腦出血引起的中風病人，在急性期有昏迷、發熱或者血壓忽高忽低不穩定者，不可用頭皮針，須待病情穩定後才能治療。對急性發熱，高熱，心力衰竭者也要慎用頭皮針。

頭皮血管豐富，出針時易出血或引起皮下血腫，可用乾棉球輕揉，促使其消散。

⊕ **每日練習**

1．掌握常用頭皮針的主要刺激部位。

2．掌握頭皮針的操作要點。

3．頭皮針的適應證和注意事項是什麼？

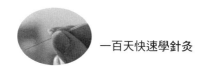
3

十六、眼針法和腕踝針法

眼針和腕踝針法是兩種對某些疾病有較好的治療效果而又易於為初學者所掌握的治療方法。

⊙ 眼針法

眼針法開始應用於二十世紀70年代，是針灸家彭靜山根據古代關於「看眼察病」的記載，透過數以萬計病人的反覆觀察和治療實驗，才得以形成的一種微針療法。眼針法的穴區較少，又都在眼睛周圍，容易掌握；只在皮下針刺，也比較安全。

眼針主要用於中風（腦出血、腦梗死等）偏癱，以發病在3個月以內、肢體未出現變形者，效果最佳。尚可用於頭痛、牙痛、急性扭挫傷、坐骨神經痛、痛經、胃腸痙攣等治療。

行眼針時要避免刺傷眼球。在針刺左眼第八區及右眼第四區時，不能過深，以防誤傷內眥動脈，造成出血。眼瞼肥厚，眼瞼靜脈明顯或局部有病損的，應慎用眼針。

（1）**眼針穴區**：眼針分為8個經區13個穴區（圖39）。也就是說，穴區是包含在經區當中的。

①**經區劃分法**：兩眼向前平視，經瞳孔中心做一水平線並延伸過內外眼角；再從瞳孔中心引此線的垂直線，並延伸過上下眼眶。這樣就成4個象限。再在兩側分別引線，將每一象限分為2個相等區域。即為8個相等區，也就是8個經區。

②**穴區命名與定位**：8個經區中，除上焦、中焦和下焦三穴區各佔據一個經區外，其餘五個經區，每個經區都平分為2個

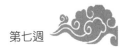

穴區，共計13穴區，分別以中醫臟腑命名（一區：肺和大腸；二區：腎和膀胱；三區：上焦；四區：肝和膽；五區：中焦，六區：心和小腸；七區：　脾和胃；八區：下焦）。

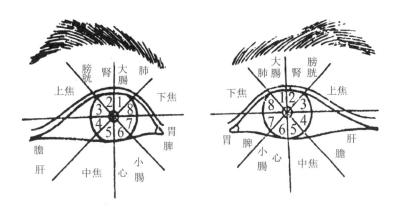

圖39眼針穴

眼針穴區的具體針刺點均在每一穴區的中間，眼眶外距離眼球一橫指處。其中眶上的刺激點在眉毛下緣，眶下刺激點約離眼眶邊緣2分處。共13個刺激點，被稱為「眼周眶區穴」。

③**功能與主治**：眼針的每一穴區都代表其命名臟腑的功能，主治這一臟腑的病症。其中三焦的功能和主治較傳統的提法有所擴展。上焦代表膈肌以上各臟器的功能，包括頭面、上肢、胸背及心肺等；中焦代表膈以下臍以上臟器的功能，包括腰背和上腹部；下焦代表臍以下臟腑功能，包括腰骶、盆腔、泌尿生殖系統及下肢等，當然也主治各代表臟器的疾病。從已有經驗看，眼針主要治療功能性和疼痛性病症。

（2）**操作方法如下。**

①**取穴**：眼針選穴有三種方法。選穴時可據病情取一側或雙側。

A.循經選穴：仔細觀察眼部球結膜上各經區或穴區，凡有血管形態或

色澤變化的,並在相應的臟腑器官有病變的,就取該穴。

B.看眼選穴:不論什麼病,只依據經穴區內血管形態、色澤變化,凡變化明顯者,即取該穴。

C.病位選穴:即依據經穴區所代表的臟腑區域,不管什麼病,即在其代表穴區內針刺。如中風偏癱,因為上、下焦代表上、下肢,故可選此二穴區針刺即可。

②刺法:一般用32號半寸毫針。進針前,先以左手指按壓固定眼球,使眶內皮膚繃緊,右手持針,輕輕刺入。可直刺或橫刺。直刺時達骨膜即可,不能過深;橫刺為沿皮刺入,由經區邊緣進針,不可超越所選的經區,針刺入以2~4分為宜。進針後可略作提插捻轉,動作要輕巧。目的是使之得氣,得氣感通常為觸電感、痠、麻及涼、熱等。留針時間一般為10~15分鐘,可每隔5分鐘運針1次,方法是以拇指甲輕刮針柄,或輕微捻轉,幅度以不超過10°為宜。

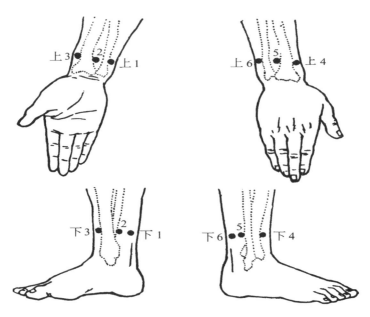

圖40腕踝針穴

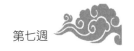

⊙ 腕踝針法

> 腕踝針法是在腕部或踝部特定部位針刺以治療全身疾病的一種方法。它是在經絡學說中皮部理論的啟示下逐步形成和發展起來的。在20世紀70年代初期正式推廣應用於臨床。由於它取穴單一，操作簡便，對機體損傷微小，具有安全而無針感的特點，加之對某些疾病確有效果，故頗受醫生和病人的歡迎。

（1）腕踝針穴區共12個，其中腕部6個，踝部6個（圖40）

①**腕部穴區**：均在腕橫紋上二橫指環繞腕部一圈處。從掌面尺側至橈側，再從背面橈側至尺側，依次為上1、上2、上3、上4、上5、上6。

上1：小指側的尺骨緣前方二橫指，按壓有凹陷處。主治： 前額痛、眼病、鼻病、面神經癱瘓、前牙腫痛、咳喘、胃脘痛、心悸、失眠、癲癇。

上2：相當於內關穴。主治：頜下腫痛、後牙腫痛、胸悶痛。

上3：橈動脈外側，腕橫紋上二橫指，橈骨邊緣處。主治：高血壓、胸痛。

上4：手掌向內，在拇指側橈骨緣背部，腕橫紋上兩橫指處。主治：頭頂痛、耳病、顳下頜關節炎、肩周炎。

上5：相當於外關穴。主治：後顳部痛，上肢疼痛麻木癱瘓。

上6：小指側尺骨緣背部，腕橫紋上二橫指處。主治：後頭痛及脊柱（頸胸段）痛。

②**踝部穴區**：約在內外踝最高點上三橫指一圈處，從跟腱內側起向前轉到外側跟腱，依次為下1、下2、下3、下4、下5、下6。

下1：跟腱內側緣，內踝最高點上三橫指處。主治：上腹部痛、痛經、遺尿、足跟痛。

下2：內側面中央，靠脛骨後緣處，內踝最高點上三橫指。主治：側

脇痛、腹部痛、過敏性結腸炎。

　　下3：脛骨前緣向前約1公分，內踝最高點上三橫指。主治：膝關節內緣痛。

　　下4：脛骨前緣與腓骨前緣的中點，外踝最高點上三橫指。主治：下肢麻木、疼痛、癱瘓。

　　下5：外側面中央，靠腓骨後緣，外踝最高點上三橫指。主治：髖關節痛、踝關節扭傷。

　　下6：靠跟腱外緣處，外踝最高點上三橫指。主治：急慢性腰痛、坐骨神經痛。

　　上述穴區，以上3和下3較為少用。

（2）操作方法

　　①選穴配方：橫膈線以上的病症選腕部穴點，橫膈線以下的病症選踝部穴點。如病症跨上下兩分區，可同時取上、下穴區，如偏癱可取上5和下4組方。難以確定部位區域跨向的疾病，如失眠，可取左右兩側穴區。可按每穴的主治具體選配。

　　②針法：一般用30號1.5寸毫針。體位不限，針踝部穴區，以臥位為佳。常規消毒後，左手拇、食（示）指繃緊皮膚，右手拇指在下，食（示）、中指在上夾持針柄，針與皮膚成30°角，快速進入皮下。然後輕捻針柄，使針體貼著皮膚淺層行進，以針下有鬆軟感為宜。病人如有痠、麻、沉、脹、痛等感覺，說明進針過深，宜將針退出，使針尖在皮下，重新平刺入更表淺處。總之，不可出現得氣感。進針長度為1.4寸，進針方向以朝病端為原則，如病症在指或趾，針尖朝下；如在頭面腰膝，針尖朝上。剛開始進針時，局部可稍感疼痛，待刺入後，應立即消失。進針完畢，放開持針手指，針應自然垂倒並貼近皮膚。腕踝針一般留針30分鐘，不做提插捻轉，隔日1次，急性病亦可每日1次，10次為一療程。

第七週

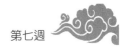

（3）適應病症：

目前已用於50餘種病症，它對疼痛性疾病如血管性頭痛、腰扭傷、牙痛、痛經等止痛效果明顯，對心律失常、面肌痙攣、面神經麻痺、哮喘、遺尿、癔症、中風偏癱等也有一定效果。

應注意的是，如穴區有較粗血管或進針疼痛明顯者，可適當移動進針點位置，移點時，應沿縱線方向移，而不能向兩旁移。

⊕ 每日練習

1．眼針和腕踝針各有哪些刺激穴區？

2．說出眼針和腕踝針的具體操作和適應證。

4

十七、針灸怎樣治病

當我們學完了經絡穴位和針法灸法這些內容之後，從今天開始要正式運用上述基礎知識進行臨床治療。和藥物治療一樣，針灸治療也必須在一定施治原則的指導下，將不同的穴位組合成有效處方，選擇最佳的刺灸方式進行治療。本節重點介紹施治原則和如何選穴組方。

⊙ **針灸治療的原則**

> 這裡講的原則，是指治療時應該依據的準則。這對於針灸處方選穴和操作方法的運用，都有重要的指導意義。針灸治療的原則可以歸納為以下方面。

（1）治標與治本：標，指末梢；本，指根本。在中醫學中，標本的

185

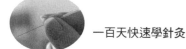

含義十分廣泛。一般認為，先病是本，後病是標；病因是本，症狀是標；主證是本，其他症狀是標；內臟病是本，體表病是標等。針灸治療，總體上來說，要以治本為主，或治標與治本兼顧。但是當標病成為突出矛盾時，就要按「急則治其標」的法則，重點治標病。如我們曾治一位中風偏癱病人，突然因受寒出現支氣管炎急性發作，按照先病為本，後病為標的原則，支氣管炎屬於標證，但屬急性發作，所以我們採取先治標的方法，取孔最、風門、肺俞針刺，等症狀控制後再治偏癱。

（2）**補虛與瀉實**：虛，指人體正氣虛弱；實，指邪氣偏盛。補虛就是扶助人體正氣，增強臟腑器官的功能，瀉實就是驅除邪氣。針灸治病一定要講究補瀉。針灸的補法，強調「虛則補之」和「陷下則灸之」。虛，包括氣虛、血虛、陽虛和陰虛。針灸透過補法可益氣助陽、養血滋陰。陷下，是指氣虛引起的子宮下垂、脫肛等，用灸療進行溫補，升舉下陷之氣。針灸的瀉法，則強調「盛則瀉之」「血實則決之」，意思是，邪氣亢盛，須用瀉法；邪毒壅於血分，可透過刺血的方法進行清瀉。在臨床治療中，除上述單純補瀉外，還有補瀉兼施、先補後瀉、先瀉後補等。須據不同的證情施行。

（3）**因時因人因地制宜**：這是指針灸治療時，要根據不同的時機、環境和病人的體質、年齡特點而制訂適宜的治療方法。如治療瘧疾，多宜在發作前2～3小時針治；痛經病人應在月經來潮前治療。又如老人及體弱者，刺激不宜過強，小兒針刺宜淺不留針等。

⊙ 針灸治療的方法

　　針灸治病，是透過一定穴位的組合及採用合適的刺灸法才能完成的。下面簡單介紹一下選穴法、配方法和治療法。

（1）**選穴法**：穴位的選取是針灸治療的第一步，有近部選穴、遠道選穴和據症選穴三種。

①**近部選穴**：就是在病痛部位及其附近取穴。本法應用十分廣泛，如眼病取睛明、承泣，鼻病取迎香，牙痛取下關、頰

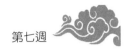

車，胃痛取中脘、梁門，肘痛取曲池，膝痛取犢鼻等。對初學者來說，近取法是一種較易掌握的選穴法。當然，如病痛局部有炎症、創傷、瘢痕時，應該選用鄰近的穴位。

②**遠道選穴**：

遠道是指選取與病痛距離較遠的穴位進行治療。往往較多採用的是肘膝以下的特定穴。如牙痛取合谷、內庭，胃痛取內關、公孫，哮喘取魚際等。在遠道選穴時，既有上述的上病取下穴，也有下病取上穴，如脫肛取百會等。遠道取穴並非是隨便取的，它是根據經絡學說和穴位特性來取的。

③**隨症選穴**：又稱對症取穴或經驗取穴，它是指針對不同症候來選穴。它和近部、遠道取穴不同，遠或近取穴，都是以病痛部位為依據，但對於一些全身性的疾病如發熱、失眠、自汗等就不適宜，這要根據穴位主治特點隨症選取，如發熱取大椎、自汗取合谷、複溜等。另外，按壓痛點（即阿是穴）取穴，也屬於對症取穴。如闌尾炎，在闌尾穴按壓痛點取穴等。

（2）**配穴法**：配穴法是在選穴法的基礎上，根據病症需要，選擇兩個或兩個以上的穴位，組合成針灸處方。當然，也有僅用單穴組方，如突然暈厥針水溝，胎位不正灸至陰等，這裡略而不討論。配穴法很多，常用的有五種。

①**前後配穴法**：前，指胸腹部；後，指背腰部。一般正對病痛所在的胸腹（前）和背（後）部的穴位，凡與病情相適應的都可選用。如胃痛，前面取梁門，後面取胃俞。另外，背部的俞穴和胸腹部的募穴相配，更是較為典型的前後配穴法，如腹瀉，常取大腸俞（背俞穴）和天樞（腹募穴）相配。

②**表裡配穴法**：表，一般指陽經；裡，一般指陰經，透過表裡二經的穴位相配，來增加治療協同作用。如膽絞痛常以陽陵泉（膽經，屬表），配太沖（肝經，屬裡）；胃病常以足三里（胃經，屬表），配公孫

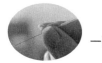

（脾經，屬裡）等。

③**上下配穴法**：上，一般指上肢及腰以上的穴位；下，指下肢和腰以下的穴位。這一方法，臨床用得最多，如牙痛，常取面部的頰車、下關，配足部的內庭；眼病，以眼部的睛明配小腿的足光明等。

④**左右配穴法**：它指身體左右兩側穴位配穴。這有三種情況，一種是左右同名穴相配，如頭痛取兩側合谷，胃痛取兩側足三里，可以增強療效。另一種是左右非同名穴相配，如三叉神經痛，既取患側面部的穴位，又配健側合谷；偏頭痛，既取患側的太陽，又配健側的陽陵泉等。第三種情況比較特殊，它是左面有病取右面的穴位，右面有病取左面的穴位。如肩周炎，病在左肩，可取右側肩　、肩　穴；中風偏癱，僅取健側肢體上的穴位組成針灸處方。這一方法，在《內經》中稱為巨刺法，經臨床觀察，確有效果。

⑤**遠近配穴法**：實際上是將選穴法中的近取法和遠取法的一種綜合運用。如胃痛，取中脘屬近部選穴；取內關，屬遠道選穴，兩穴組方就成為遠近配穴。同時，遠近配穴也是上述四種配穴方法的一種總的概括。

（3）**治療法**：當穴位處方組合好之後，刺灸法的正確應用就成了關鍵，應做到以下幾條。

①**選擇合適的穴位刺激法**：在前面，曾介紹了各種穴位刺激法如毫針法、灸法、電針法、穴位注射法、耳針法、頭針法、眼針法及腕踝針法等，應該充分根據各種刺激法的特點，或單獨選用，或多種方法綜合運用，以發揮更好的治療作用。如中風偏癱可選用頭針或眼針，疼痛性疾病可用電針和耳針，炎症性疾病可用穴位注射等。

②**調節有效的刺激量**：

所謂刺激量，指各種穴位刺激的強度，如毫針的補瀉手法，電針刺激

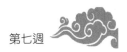

頻率、波形和強度以及穴位注射的藥物及濃度和劑量等等。只有做到適合於病症的治療要求，才可能取得最佳效果。

③**掌握恰當的治療時間**：針灸治療對時間要求也較嚴格，首先是要抓住適當的時機，如前面所說的，瘧疾，要求在發病前2～3小時針刺；其次是，根據疾病的性質，急性病可1日治療2～3次，慢性病則可間隔1日或2日1次。另外，還需訂立療程制度，療程之間可停治一段時間。

⊕ 每日練習

1・針灸有哪些治療原則？

2・如何選穴配方？

5

⊙ 「三針」組方法

> 前面提到針灸怎樣治病，為了使讀者有更好的感性認識，特別介紹一套簡明扼要的從配方、操作到主治的針灸處方。這是根據廣東著名針灸家靳瑞教授所創制的「靳三針」臨症配穴法並結合作者臨床經驗所總結的。具有用穴精練、操作簡便、運用安全、療效可靠的特點，對初學者和一般針灸臨床工作者都適用。現介紹如下表……

名稱	組成	操作	主治
頂三針	百會、左神聰、右神聰	百會向後或前平刺一寸,左、右神聰均朝百會方向平刺0.5寸左右	頭痛、老年癡呆症、小兒多動症
顳三針	谷及左右旁開各1寸處	沿皮各向下平刺1寸左右	偏頭痛、中風偏癱、耳鳴
顧三針	印堂、陽白(雙側)	捏局部皮膚,由上沿皮各垂直向下平刺0.8寸左右	前額痛、注意力不集中、眩暈
鼻三針	迎香、上迎香(鼻部,鼻骨下凹陷中,鼻唇溝上端盡處)、印堂	迎香、上迎香,均針尖斜向上刺入0.5寸左右,印堂針法同上	過敏性鼻炎、感冒鼻塞等
耳三針	翳風、聽會、完骨	翳風、聽會,直刺1.2寸;完骨向耳內方向斜刺進針1.5寸	耳鳴、耳聾
頸三針	天柱、百勞(大椎上二寸,左右旁開各一寸)、大杼	天柱、百勞均直刺0.8~1寸;大杼向脊柱方向斜刺0.8寸	頸部疼痛、活動障礙,頸椎病等
肩三針	肩、肩前、肩貞	均向肩關節方向刺入1.5寸左右	肩周炎、肩部疼痛及活動障礙
手三針	合谷、曲池、外關	均直刺0.8~1.2寸,以得氣為度	上肢癱瘓、疼痛、麻痹等
膝三針	犢鼻、梁丘、血海	犢鼻向膝中斜刺1~1.5寸;梁丘、血海直刺0.8~1寸	膝部腫痛、功能障礙等
足三針	足三里、三陰交、太沖	足三里、三陰交直刺1~1.5寸;太沖直刺0.8~1寸	上肢癱瘓、疼痛、麻痹等
踝三針	解溪、崑崙、丘墟	解溪、崑崙直刺0.8~1.2寸,丘墟,外踝下對準凹陷直刺1.5寸	踝部扭傷、疼痛、功能障礙及足內翻等

腰三針	腎俞、大腸俞、委中	均直刺1.2～1.5寸	急慢性腰部疼痛和功能障礙
胃三針	中脘、內關、足三里	內關直刺0.5～1寸；中脘、足三里直刺1～1.5寸	胃部急慢性疼痛，胃炎、胃潰瘍等
腸三針	天樞、關元、上巨虛	天樞、關元直刺1～1.2寸；上巨虛直刺1.2～1.5寸	腹痛、腹瀉、便秘等
尿三針	關元、中極、三陰交	關元、中極直刺1～1.2寸，三陰交直刺1～1.5寸	遺尿、尿急、尿頻及小腹痛

⊕ 每日練習

1‧熟記每一配方的穴位名稱和部位。

2‧掌握每一配方的操作方法。

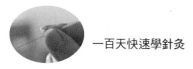

• 第八週

<u>1</u>

十八、呼吸與循環系統病症

⊙ **慢性支氣管炎**

> 慢性支氣管炎是一種嚴重危害人類健康的疾病。它的臨床表現為有慢性咳嗽、咯痰史，或伴有喘息，這種情況每年至少要反覆發作3個月，而且持續2年以上。咳嗽多在冬天、清晨或夜間為重，痰常呈白色泡沫狀。中醫將本病歸屬在咳喘證中。

（1）電針法

①取穴：

常用穴：大椎、陶道。備用穴： 喘息加內關，痰多加豐隆（或孔最），咳嗽加定喘。

②操作：

常用穴電針法。選用28號2寸長毫針，囑病人取正坐位，頭稍低下，針尖約呈45°角，斜向頭部方向刺入，深度一般在1.2～1.5寸，以有局部痠脹感為度。注意：不要求出現向軀體放射的針感。當接通電針儀後，病人需感到前胸部有電麻樣感，如果沒有，也不必強求。電針頻率為80次/分，電流強度以病人可耐受為度，用連續波。備用穴可用常規針刺法，以得氣為度。均留針20分鐘，隔日1次，10次為一療程，療程間隔3～5日。

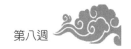

（2）腧穴敷貼法

①取穴：

神闕。

②操作：

取公丁香0.5克、肉桂5克、麻黃5克、蒼耳子3克、白芥子4克。五味藥都研成細末，密封在瓶內備用。先將病人的神闕即肚臍用75%乙醇消毒，趁濕將藥粉倒入臍的中間。臍窩小者，將藥粉倒滿；大者，填至半臍即可。然後在上面覆蓋一塊比肚臍大的普通膠布，膠布四周必須貼嚴，以避免藥粉漏出。

每隔48小時換藥1次。為了不使皮膚因長期使用膠布而發生過敏，可在換藥前2～3小時，將膠布和臍內藥物一齊去掉，並用熱毛巾擦淨。若發生皮炎可停敷數日或塗以氟輕鬆之類軟膏。待皮炎癒合後，改用30%乙醇調和藥粉敷貼。一般貼10次為一個療程，療程間隔1周。

（3）**說明**：上述兩種治療方法中，以第一種方法觀察的例數最多，因此效果也最為確切，但大椎、陶道是兩個易發生意外穴位，一定要注意不可針刺太深。穴位敷貼法，較為簡便安全，臨床發現，隨著療程的增加，效果也有明顯的提高。

⊙ 支氣管哮喘

支氣管哮喘是一種很常見的、發作性的肺部過敏性疾病。其臨床表現為突然發作的呼吸困難，呼氣時間延長費力，胸部有緊壓感。病人往往端坐，兩手前撐，雙肩高聳，出汗，煩躁不安，並有喘鳴咳痰等。

（1）體針法

①取穴：

常用穴：魚際、肺俞、大椎。備用穴：定喘、列缺。

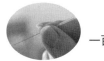
②操作：

常用穴為主，每次酌加一個備用穴。先針魚際，再針其他穴位。魚際，每次取一側，進針1寸，刺時針尖向掌心斜刺，用提插瀉法，強刺激，行針半分鐘，然後留針20～30分鐘，每隔5分鐘用同樣手法運針1次。肺俞穴，直刺0.5寸，大椎穴，向下斜刺1～1.2寸，施以小幅度提插加捻轉手法，提插幅度不超過0.1寸，留針15分鐘後取針，用艾條溫灸，每穴5～10分鐘。

備用穴針刺得氣後也用瀉法，中強刺激，留針20分鐘。發作期每日1～2次，哮喘平息後每日或隔日1次。

（2）腧穴敷貼法

①取穴：

分為兩組。A.肺俞、心俞、天突；B.風門、厥陰俞、膻中。

②操作：

用消喘膏敷貼。消喘膏制法：白芥子30%、甘遂30%、細辛10%、乾薑10%、麻黃10%、延胡索10%，上藥共研細末，用鮮姜汁調成糊狀，攤於圓形硫痠紙上。硫酸紙面積約為10平方公分。

首次貼敷第一組穴，取准穴後，貼上藥餅，周圍敷以棉花，覆蓋消毒紗布，用膠布固定。貼後2～3小時，待有灼熱或微痛感，除去藥餅，如有水疱出現，塗以甲紫藥水防止感染。隔9日以同法貼敷第二組。共貼3次為一療程。每年貼1個療程。貼處囑咐病人不要搔破，以防感染。

（3）說明：上述第二法主要用於預防哮喘，採用冬病夏治，夏病冬治的方法。即冬季喘者在夏季三伏貼敷，每伏貼1次；夏季喘者在冬季三九天貼敷，每九天貼1次。

第一法用於治療哮喘，但應注意大椎、肺俞等穴不可深刺。以手法熟練而又具備一定臨床經驗者為宜。

⊕ 每日練習

1．復述治療慢性支氣管炎的電針法和穴位敷貼法。

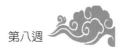

2．支氣管哮喘的穴位刺激法和慢性支氣管炎的穴位刺激法有何異同。

2

⊙ 高血壓病

高血壓病，是指以體循環動脈血壓升高〔收縮壓140毫米汞柱或以上，即≥18.7千帕；和（或）舒張壓90毫米汞柱或以上，即≥12.0千帕〕為主要特徵的一種病症，臨床表現為頭痛、頭脹、頭暈、失眠、心悸、健忘等。晚期則可以引起心、腦等器官病變。針灸治療早期高血壓病的效果較好。

（1）體針法

①取穴：

常用穴為曲池、風池。備用穴為合谷、太沖。

②操作：

常用穴為主，效果不佳時，加用或改用備用穴。雙側均取，曲池深刺，針尖刺向少海穴，進針1.5～2.5寸，得氣後，使針感上下傳導，並捻轉提插行針1分鐘。風池，向鼻尖方向進針，針感以放射至前額為佳，亦運針1分鐘。合谷、太沖，以上、下、左、右順序進針，得氣後均留針30分鐘至1小時，每隔5～10分鐘運針1次。每日或隔日1次，6次為一療程，療程間隔3日。

（2）耳針法

1）取穴：常用穴為耳背溝、肝、心、交感、腎上腺。備用穴為耳神門、耳尖、腎。

2）操作：常用穴每次取3～4穴，酌加備用穴，以7×7平方毫米的膠布，將王不留行籽貼於所選之穴，貼緊後並稍加壓力，使病人感脹痛及耳廓發熱。每隔2日換貼1次，每次一耳，雙耳交替，15次為一療程。

（3）說明：

上述兩種穴位刺激法均可選用，尤其是耳穴壓丸之法，方法簡便，且可持續貼敷，對高血壓病人尤為適宜。但是針灸治療高血壓，最好是早期病人，如果在服用中西藥物者，降壓藥不可驟停，應逐步減去，直至用維持量。

⊕ 每日練習

針灸治療高血壓病有哪些方法？

3

十九、消化系統病症

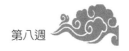

⊙ 呃逆

呃逆,又稱膈肌痙攣,係膈肌不自主的間歇性收縮運動所出現的一種症狀。正常人有時也會發生呃逆,屬於生理性的。但如呃逆為持續性,並與進食無關,則常為病理性。呃逆的病因分為反射性、中樞性、代謝障礙性和精神性四類,多與各種疾病有關。針灸主要用於治療頑固的病理性呃逆症。

(1)體針法

①取穴:

常用穴為中魁(中指背側,近側指間關節中點)、陷穀。

②操作:

任取一穴。中魁穴刺法:病人平臥,放鬆衣褲,局部消毒後,用28號0.5～1寸之毫針,分別於左右中魁穴同時垂直進針,針深約0.2毫米,用捻轉手法,施強刺激。在進針時,囑病人自鼻深吸氣一口,再做最大限度的憋氣動作。運針期間令其連續憋氣3～5次即可。一旦呃逆停止,即令病人做腹式深呼吸,留針30分鐘,每隔5分鐘運針1次。

陷谷刺法:令病人仰臥或取坐位,雙側均取,用2寸長毫針向足心方向進針1.5寸,行大幅度捻轉5分鐘,同時囑病人深吸一口氣後屏住,屏氣時間越長越好,然後慢慢呼出,留針30分鐘。在留針過程中重複此屏氣動作,每隔5分鐘行針1次。每日1次,不計療程,以癒為期。

(2)指針法

①取穴:

常用穴為翳風、天鼎。備用穴為攢竹、內關。

②操作：

每次僅取一常用穴，療效不顯時加備用穴。翳風穴，以拇指指腹在耳垂根後方陷中重按至疼痛，或向下頜骨方向按壓，持續約1分鐘，一次不癒，可再按數次。天鼎穴，用拇指或中指指腹，對準此穴（單或雙側）點按1～3分鐘。攢竹穴，以兩手拇指重按，其餘四指緊貼率谷穴，由輕到重持續按壓5～10分鐘，以痠脹為度。內關穴，以拇指腹按壓，由輕而重，直至感到穴區痠脹發麻，每次按壓5～10分鐘。頑固者可按壓數次。

（3）說明：

呃逆的針灸方法較多，這裡僅介紹兩法。第一法為體針法，雖只取1穴，但適用於多種原因引起的呃逆。第二法為指針法，此法簡便實用，不需器械，隨時可施，多用於病程短或症狀輕的病人。

⊙ **慢性胃炎**

慢性胃炎是指不同病因引起的各種慢性胃黏膜炎性病變。它的發病率居各種胃病之首。慢性胃炎的症狀有中上腹部疼痛不適、飯後飽脹等。臨床上慢性胃炎分類較多，針灸主要治療淺表性胃炎和慢性萎縮性胃炎，以單純性淺表性胃炎療效為佳。

（1）腧穴注射法

①取穴：

常用穴為肝俞、胃俞、足三里。備用穴為膽囊穴。

②操作：

藥液用黃芪注射液、維生素B12（50毫克）、維生素C注射液。任選一種，或交替應用。每次選2對穴（左右同名穴為1對），合併膽囊炎者加膽囊穴。用5號齒科針頭和5毫升注射器，吸入藥液後，肝俞、胃俞略向脊柱方向斜刺，足三里、膽囊穴直刺，至得氣後，略作提插，使針感強烈後，推入藥液。可隔日1

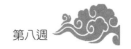

次，3個月為一療程，療程間隔7日左右。

（2）**耳針法**

①取穴：

常用穴為胃、脾、皮質下、十二指腸、交感。備用穴為肝、神門。

②操作：

常用穴每次取3穴，備用穴酌加1～2穴。先在穴區探得敏感點後，作好標記，把黏著王不留行籽的膠布準確貼於敏感點上。囑病人每天按壓5次，每次2～3分鐘。隔日換貼1次，每次一耳，雙耳輪換，10次為一療程，療程間隔5日。

（3）**說明**：穴位注射可作為首選。耳穴按壓方法簡便，對改善慢性胃炎症狀有具體的作用，可作為配合之法。

⊕ **每日練習**

1・詳述呃逆症的針灸法。

2・慢性胃炎的治療有哪幾種穴位刺激法？

4

⊙ **消化性潰瘍**

> 消化性潰瘍是指僅見於胃腸道與胃液接觸部位的慢性潰瘍。由於潰瘍主要發生在胃和十二指腸，所以又稱「胃及十二指腸潰瘍」。⋯⋯

一百天快速學針灸

臨床上以上腹部疼痛為主，並呈現節律性、週期性發作，常常伴隨反酸、噯氣及噁心嘔吐等症狀，本病可發生在任何年齡，但以青壯年為主。消化性潰瘍歸屬中醫胃脘痛的範疇。

（1）腧穴注射法

①取穴：

常用穴為足三里、中脘、脾俞、胃俞。備用穴為腹脹加陽陵泉，噁心加肩井，嘔吐加內關。

②操作：

以常用穴為主，每次選3～4穴，用5毫升注射器抽取維生素B1注射液50毫克（1毫升），維生素B12注射液50毫克（1毫升），充分混合，以5號齒科針頭刺入所選穴位，待得氣後將藥液緩慢推入，每穴0.5毫升，每日1次，10次為一療程，療程間隔1週。

（2）艾灸法

①取穴：

常用穴為中脘、梁門、足三里。備用穴為脾俞、胃俞。

②操作：

常用穴均取，備用穴取1穴（兩穴交替）。腹部及背部穴用艾條作雀啄灸，每穴熏灸5～10分鐘，以局部發熱紅潤為宜，足三里穴，用麥粒大艾炷作無瘢痕直接灸，每次灸7～9壯。每日或隔日1次，30次為一療程。

（3）說明：

消化性潰瘍是一種難以治癒的病症，上面介紹的兩種方法都有較好的效果，穴位注射法較為常用。有人曾將口服、穴位注射甲氰咪胍（治療本病的一種西藥）加以對照，也發現穴位注射組的療效，明顯高於口服組。

艾灸法主要用於體質弱、病程長、受涼或進食冷物而疼痛加劇的病。應該指出的是，不論用何種方法，均應囑病人堅持較長期治療，注意情緒穩定和生活規律。

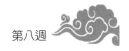

⊙ 慢性潰瘍性結腸炎

> 　慢性潰瘍性結腸炎是一種原因不明的，主要發生在結腸黏膜層的炎症性病變。臨床表現為腹痛、腹瀉，糞中帶血、膿和黏液，常伴裡急後重，便後腹痛可暫時緩解。病程日久，反覆發作。本病在中國有增多趨勢。慢性潰瘍性結腸炎，歸屬於中醫學的「腸澼」、「痢疾」等範疇。

（1）艾灸法

①取穴：

常用穴分兩組。A.中脘、天樞、關元；B.上巨虛。備用穴為脾俞、大腸俞、足三里。

②操作：

常用穴任選一組，亦可一組無效時再選另一組。備用穴每次酌選1～2穴。均用艾灸，方法有所不同。

第一組常用穴：取艾灸盒2個（此盒為木製，中間隔一層鐵絲網，放置艾段用，另有一木製盒蓋），將1～3寸長艾段4～5段，點燃後放在艾灸盒內。令病人平臥，曝露腹部，然後將艾灸盒分別置於中脘、天樞至關元穴上（中脘穴用小號艾灸盒，天樞至關元穴，需用大號才能覆蓋三個穴點）。蓋上盒蓋，留1～2公分孔隙。灸治部位溫度漸升，以病人能耐受為度。如太燙，可將盒內艾段分散，或略抬高艾灸盒；30分鐘後溫度漸減，40分鐘灸畢。

第二組穴灸法：選雙側上巨虛，施無瘢痕直接灸法，灸5～7壯，每壯艾炷如黃豆大。配穴灸法，用艾條作雀啄灸，每次15～20分鐘，以穴區皮膚出現紅暈為度。每日或隔日1次，15～20次為一療程，療程間隔5日。

（2）體針法

①取穴：常用穴分兩組。A.臍中四邊穴（在臍之上下左右各旁開1寸處）；B.天樞、關元、氣海。備用穴為大腸俞、長強、脾俞、胃俞、足三里、三陰交。

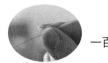

②操作：

常用穴每次取一組，兩組輪換交替，備用穴酌取2～3穴。囑病人取臥位。臍中四邊穴，以上下左右為序，選28～30號毫針，快速進針，成人一般僅刺入3～5分深，刺入動作宜緩慢，捻轉半分鐘，不留針。天樞、氣海、關元，針深1～1.5寸，以高頻小幅度提插加捻轉之補法，使針感放射至腹部和外生殖器。

大腸俞、脾俞、胃俞，均斜向脊柱針刺1.5寸；長強、足三里、三陰交，直刺1～1.5寸，以得氣為度，並施捻轉手法。留針15～20分鐘，每隔5分鐘行針1次。每日或隔日1次，10次為一療程。

（3）說明：

上述兩法，均為治療本病的常用之法，療效以艾灸法更為明顯。如無灸盒，可採用艾條雀啄灸法，時間為30分鐘左右，簡便安全，更適合初學者應用。體針法，要求針刺必須得氣，手法熟練，但常用穴均屬危險穴，不可刺得過深，以免發生意外。另外，本病比較頑固，也要求治療相當長一段時間，且有一定復發率。如復發者，可在足三里穴作無瘢痕直接灸，多能獲效。

⊕ 每日練習

1．消化性潰瘍病的穴位刺激法有哪些？

2．如何用艾灸法和體針法治療慢性潰瘍性結腸炎？

$$\underline{\underline{5}}$$

⊙ **腸躁激綜合症**

腸躁激綜合症是一組包括腹痛、腹脹、排便和大便性狀異常的症候群；它們持續存在或間歇發作，臨床上缺乏明顯形態學和生化學的異常。該病病程可長達數年至數十年，常反覆發作，症狀時輕時重。是功能性胃腸疾病中最常見的疾病之一。患者年齡多在20～50歲，女性多見。中醫學上屬「泄瀉」「腹痛」「便秘」等範疇。

（1）**體針法**

①取穴：

常用穴有3組。

A.腹痛型：天樞、足三里、公孫；

B.便秘型：大橫、支溝、大腸俞、足三里、中脘、照海；

C.腹瀉型：中脘、上巨虛、陰陵泉、足三里、三陰交。

備用穴1組：中極、曲池、肝俞、脾俞、肝俞。

②操作：

常用穴據症型而選，備用穴據症候而加。穴位局部常規消毒，選取28號1.5～2寸毫針進針，得氣後行平補平瀉手法，留針30分鐘。每天1次，10次為1療程，一般須連續治療3個療程。每個療程之間休息3～5天。

（2）**穴位敷貼法**

①取穴：

神闕。

②操作：

艾葉、吳茱萸、乾薑、肉桂各5克，川椒、香附、丁香各15克，細辛10克，蓽澄茄1.5克。將上述藥物細研成粉末備用。臨用時，取適量藥末，與少許獨頭蒜泥混合而成膏狀，敷於神闕穴上，並用麝香追風膏固定。一般 1天換藥1次，如敷後數小時即有癢痛等刺激感及局部有紅腫者，可提前取下。10次為1個療程。

⊕ 每日練習

掌握腸躁激綜合症的體針法與穴位敷貼法。

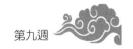

・第九週

1

二十、代謝性及內分泌免疫系統病症

⊙ **高脂血症**

> 高脂血症是指人體血漿脂質中一種或多種成分含量超過正常值的病症，以膽固醇和三酸甘油脂的增高最有臨床意義。高脂血症與防治心血管病、內分泌病、代謝病、肝臟病，尤其是老年病有著十分重要的關係。

（1）**體針法**

①取穴：

常用穴為內關、足三里。備用穴為三陰交、豐隆。

②操作：

一般僅取常用穴，酌配1～2個備用穴。內關：針尖向肩部方向略斜刺，透過提插探尋之法，儘量促使針感上傳，用小幅度提插捻轉，運針2分鐘。足三里：最好在上午7～9時針刺，直刺得氣後按上述手法運針。其餘穴位用常規刺法。留針20分鐘，隔5～10分鐘，運針1次。取針後，足三里穴用艾條做迴旋灸15分鐘。每日或隔日1次，10～15次為一療程。療程間隔3～5日。

（2）**耳針法**

①取穴：

常用穴為肝、胰膽、脾、耳尖。備用穴為內分泌、顳。

②操作：

常用穴為主，酌配備用穴，每次取3～4穴，均取一側。開始用毫針刺，測得敏感點後進針，留針20分鐘。耳尖用粗毫針點刺，放血5～6滴。5次後改用壓丸法，用王不留行籽或磁珠（380高斯）貼敷上穴。囑病人每日自行按壓3次，2～3日貼敷1次，15次為一療程，療程間隔5～7日。

（3）說明

以上兩種治療方法中，以體針應用最普遍，療效也比較肯定，對膽固醇、三醯甘油及β脂蛋白等3項值均有降低作用，並有一定的遠期效果。只是手法和針刺時間有一定要求，須重視。耳針，特別是耳穴壓丸易為病人接受，但觀察例數尚少。

⊙ 肥胖症

> 肥胖症是指多種原因引起的因進食熱量多於消耗量而以脂肪形式儲存於體內的一種病症。一般以超過標準體重20%者為肥胖。標準體重可以按身高（公分）－105＝體重（公斤）計算；也可以從體重品質指標計算，它的公式：體重（公斤）／〔身高（公分）〕2>24（華人）為肥胖。肥胖症分單純性、繼發性及其他肥胖症三類。其中單純性肥胖又分為體質性肥胖和獲得性肥胖（脂肪細胞單純肥大型肥胖症或成年起病型肥胖症），針灸減肥主要用於單純性肥胖，而以獲得性肥胖效果最佳。

（1）耳針法

①取穴：

常用穴為口、內分泌、緣中、胃。備用穴為肺、脾、神門、大腸。

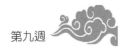

②操作：

常用穴每次取3～4穴，備用穴1～2穴。探得敏感點後即將粘有王不留行籽的膠布貼敷其上，再用拇、食指按壓，直至耳廓發熱、潮紅。並囑病人每日自行按壓3～4次。每次貼敷一側耳，左右交替。每週貼敷2～3次，10次為一療程。療程間隔5～7日。

（2）電針法

①取穴：

常用穴為天樞、中脘、大橫。備用穴為曲池、合谷、膏肓、內庭、三陰交。

②操作：

第一療程，僅取常用穴，之後，可視療效情況，酌加備用穴。腹部穴均選用2～2.5寸毫針，中脘穴直刺1.5～2寸，餘二穴均向腹中線透刺，宜深刺至脂肪層（注意，不可刺穿腹膜），行中度刺激之提插捻轉法1～2分鐘，留針。天樞、大橫接通電針儀，用疏密波，強度以病人可耐受為度。備用穴，用常規針法。得氣後留針。留針時間均為15～20分鐘。每日或隔日1次，10次為一療程。

（3）說明：

上述兩法，以王不留行籽壓丸最為簡便，深受病人歡迎，經數千例觀察，其有效率雖在85%左右，但顯效率不高，多數體重減輕1～3公斤。電針法效果與壓丸法類似，但顯效率明顯提高。

⊕ 每日練習

1．高脂血症耳針法如何操作？

2．針灸減肥有哪兩法？

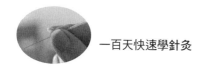

2

⊙ 甲狀腺功能亢進症

甲狀腺功能亢進症，簡稱甲亢症。其主要臨床特徵為： 容易激動、心慌、多汗、消瘦、多食易饑、突眼、甲狀腺彌漫性腫大等。以20～40歲的女性多見。本病屬中醫學癭病範疇。

（1）體針法

①取穴：

常用穴分兩組。A.平癭（在頸4、5椎間旁開7分處）、氣癭（相當於天突穴，視甲狀腺腫大情況而稍有出入）；B.上天柱（天柱穴直上0.5寸處）、風池。

備用穴分兩組。A.內關、間使、足三里、三陰交；B.攢竹、絲竹空、陽白。

②操作：

第一組常用穴和備用穴主治甲狀腺的各種症狀；第二組常用穴和備用穴主治內分泌突眼症。都以常用穴為主，酌加2～3個備用穴。平癭穴用導氣法，即進針0.5～1寸，得氣後緩慢的提針和插針，促使針感到達喉結下，氣癭穴進針得氣後，採用拇指後退為主的捻轉瀉法；間使、內關進針得氣後，以拇指後退為主的捻轉瀉法結合重提輕按的提插瀉法；足三里、三陰交，則採用拇指前進為主的捻轉補法結合重按輕提的提插補法。上天柱穴和風池穴，針尖向鼻尖作75度內斜進針1.2～1.5寸，用徐入徐出的導氣手

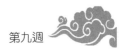

法，促使針感到達眼區。攢竹、絲竹空、陽白，三針齊刺，透向眉毛中部。以上穴位均留針30分鐘，每日或隔日1次。50次為一療程。

（2）腧穴注射法

①取穴：

上天柱。

②操作：

藥液用透明質疫酶1500單位加醋疫可的松25毫克，為一次注射量。將藥液吸入注射器，以5號齒科針頭快速進針，緩緩送針至1～1.5寸深，略加提插，待針感向同側眼部或頭部放射，回抽無血時，緩慢推入藥液。隔日1次，10次為一療程。療程間隔10日。

（3）說明：

上面兩種治法中，以第一法療效最確切且適應面較廣，應作為首選之法。但操作比較複雜，尤其是引發出傳導針感，對初學者更為困難。第二法主要用於治療內分泌突眼病，且有一定長期療效。

⊙ 類風濕關節炎

類風濕關節炎是一種以關節病變為主的慢性全身性自身免疫疾病。主要臨床表現為：　兩側對稱的多個關節炎症，病變常從四肢遠端的小關節開始，近側的指間關節最常發病。初呈梭狀腫大，最後病變關節變成僵硬而畸形。以青壯年多見。中醫學中一般傾向將其歸屬於關節病的範疇。

◆治法

（1）溫針法

①取穴：

　　常用穴為水溝、極泉、委中。備用穴分三組。

　　A.上肢組：八邪（微握拳，於手背第一～五指間的縫紋端取穴，兩手共8穴）、陽溪、曲池、外關、小海、肩　、肩　；

　　B.下肢組：八風（在足背五趾各趾間的縫紋端取穴，兩足共8穴）、解溪、照海、陽陵泉、秩邊、環跳；

　　C.腰背組：夾脊穴。

　　②操作：

　　常用穴必取，刺法如下：水溝，進針後行快速提插術，使局部針感強烈；極泉，將上肢高舉，直刺，提插結合捻轉，使針感向手指傳導；委中，令病人平臥，直腿抬高約60°，直刺，也作提插結合小捻轉手法，使電麻感傳導至足。都行針1分鐘即出針。備用穴之四肢穴，每次選8～10對穴位，於上午針刺。進針得氣後，將5公分長的艾段套在針柄上點燃，燃盡去針；備用穴之夾脊穴在下午針刺，每次選15對，用1.5寸28號毫針，向脊柱方向斜刺，至明顯得氣，略略退針，用艾條點燃後熏灸針柄，留針15～20分鐘。每日1次，備用穴可輪換進行，12次為一療程，療程間隔3～5日。

　　（2）鋪灸法

　　①取穴：

　　自大椎穴至腰俞（第四　椎下的　管裂孔中）。

　　②操作：

　　斑蝥粉（內含人工麝香50%，斑蝥粉20%，丁香粉15%，肉桂粉15%）1.0～1.8克，去皮大蒜搗泥500克，陳艾絨200克。

　　選三伏天施灸。囑病人俯臥在床上，裸露背部，在脊柱上作常規消毒。並於灸穴中線上先敷斑蝥粉，再在其上鋪5公分寬、2.5公分高之蒜泥一條。蒜泥上鋪3公分寬，2.5公分高，截面成等腰三角形的長蛇形艾炷。

點燃艾炷的頭、身、尾三點，讓其自然燒灼。灸完後，繼續鋪艾炷施灸，一般2～3壯。灸畢，移去蒜泥，用濕毛巾輕輕擦乾。灸後可起水皰，囑病人不要自行弄破，至第三日用消毒針挑破引流，藥棉擦幹後，塗上甲紫藥水（隔日塗1次），然後覆以消毒敷料，用膠布固定，直至結痂脫落為止。灸後一月內須忌生冷辛辣的食物及冷水淋浴等。

（3）說明：

治療類風濕關節炎的刺灸之法頗多，這裡介紹的兩法較為獨特，經臨床多病例觀察，效果也較為明顯。第一法中，針刺極泉和委中時，宜先在穴區觸摸到搏動的動脈後，再在旁邊刺入，多可引出電擊樣針感，當出現這種針感時，注意不可亂搗猛刺，應輕輕提插2～3下即可出針。鋪灸法要重視灸後護理，預防感染。

⊕ 每日練習

1‧甲狀腺功能亢進症的穴位刺激法在取穴和操作上有何特點？

2‧簡述類風濕關節炎鋪灸法的操作。

3

二十一、神經精神系統病症

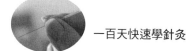

⊙ 中風

中風又稱腦血管意外，包括腦出血、動脈硬化性腦梗死（腦血栓形成）、腦栓塞及腦血管痙攣。前者稱出血性中風，後三者統稱缺血性中風。臨床上以偏癱、失語以及昏迷為常見。其中腦出血多見於50歲以上的高血壓病人，表現為突然昏迷、偏癱、面色蒼白或潮紅、嘔吐、二便失禁等；腦梗塞也多見於老年人，因急性腦供血不足而出現偏癱、失語等，多發生在安靜休息或睡眠時。這裡重點介紹中風恢復期及後遺症期的刺灸之法。

（1）體針法

①取穴：

常用穴為水溝、內關、極泉、委中、三陰交、尺澤。備用穴為假性球麻痺加風池、翳風、合谷。

②操作：

常用穴每次均取，備用穴適於假性球麻痺者（中風病人表現為吞嚥困難，聲音嘶啞，講話不清，流涎，甚至強哭強笑等）。每日或隔日1次，10次為一療程，療程間隔3～5日。

先刺雙內關，直刺1～1.5寸，施提插結合捻轉瀉法，運針1分鐘；再刺水溝，針尖向鼻中隔下斜刺0.5寸，行快速提插（重提輕插），至雙眼流淚或眼球濕潤為度；三陰交，針尖向後斜刺，與皮膚成45°，進針1～1.5寸，行重插輕提的提插補法，至病人下肢抽動3次為度；極泉，令病人將手高舉過頭，充分曝露腋窩，直刺進針1～1.5寸，用重提輕插的提插瀉法，至上肢出現連續抽動3次為度；尺澤針法及要求與極泉相同；委中，令病人仰臥抬腿（可由家屬協助）90°，充分曝露出膕窩，進針1～1.5寸，用重提輕插的提插瀉法，以下肢抽動3次為度。風池針尖指向喉結，進針1.0～2.0寸，採用快速捻轉手法，運針半分鐘。翳風穴，針法同風池穴。

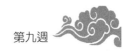

合谷，針尖略偏向指掌關節，進針1～1.5寸，採用重提輕插的提插瀉法。

（2）頭皮針法

①取穴：

常用穴為運動區、足運感區。備用穴為感覺異常加感覺區，平衡失調加平衡區。

②操作：

除平衡區取雙側穴區外，其餘都取對側穴區。用28～30號長1.5～2寸毫針，快速推進至皮下，並迅速推進至帽狀腱膜下層，行快速捻轉，要求180～200次/分，各針連續捻轉3分鐘，隔5～10分鐘再捻，重複3次後即可出針。行針時，要求病人進行肢體活動。由於快速捻轉手法刺激量較大，有些病人難以忍受，且初學者不易掌握，可採用電針法。頭皮針法要求每日或隔日1次，10次為一療程，療程間隔3～5日。

（3）電針法：

將各穴區的針具與電針儀接通，連續波，頻率250～300次/分，強度以病人能耐受為度，通電15分鐘。

（4）說明：

第一法稱醒腦開竅法，對出血性與缺血性中風有明顯效果，亦為目前臨床常用有效之法。讀者可根據自己具體情況選用。不論用何法，都以早期治療，偏癱肢體未見肌肉萎縮或變形者為佳。當然對出血性中風病情尚未穩定，血壓忽高忽低者，應慎用針灸。我們的經驗，以病程（即發病時間）不到一個月而肢體癱瘓不徹底稍有一點肌力者效果最好。在治療失語時，應囑咐病人儘量發音講話，否則恢復較難。

⊙ **帕金森病**

> 帕金森病又稱震顫麻痺，以進行性運動徐緩、肌強直和震顫為主要臨床特徵的疾病。多在50～60歲起病，男性多見。震顫多由一

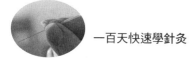

側肢體開始，逐漸擴及全身；因肌張力增高，表現為「鉛管樣」或「齒輪樣」強直；隨運動減少，起步困難，出現慌張步態，並形成面具樣臉。本病相當於中醫之「顫證」。

(1) 電針法

①取穴：

常用穴為腦空。備用穴為前頂、百會、承靈、懸顱、天沖、通天。

②操作：

常用穴每次必取，備用穴輪用，每次3～4穴。以28～30號毫針，沿頭皮斜向捻轉進針，深度1～1.5寸，以局部有明顯之脹重感為宜。然後接通電針儀，連續波，頻率為120～150次/分，強度則以病人可耐受為度。通電時間20分鐘。每日1次，15次為一療程，療程間停針3～5日。

(2) 頭皮針

①取穴：

常用穴為舞蹈震顫區。備用穴為運動區、暈聽區。

②操作：

震顫為主者，僅取常用穴，兼肌張力增強者，加運動區，因服用藥物產生頭暈等副作用者，配暈聽區。早期，單側肢體顫動或肌力增強者，僅取對側頭皮針穴區。後期，雙側出現症狀則取雙側穴區。並依據肢體的不同病變部位，取相應的區域，如上肢症狀明顯，取運動區之中2/5區域等。以28號毫針，快速刺入，並推至所需深度，即予以捻針，捻針頻率為200～240次/分，持續1分鐘，留針15～20分鐘，每隔5分鐘捻轉1次，出針前捻轉1次，手法同上。如在對側肢體出現熱、麻、脹者為佳。亦可通以電針，電針頻率250～300次/分，連續波，強度以病人能耐受為宜。通電20～30分鐘。每日或隔日1次，15次為一療程，間隔5～7日，再進

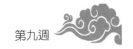

行下一療程。

（3）說明：

以上兩法均有不同程度的效果。用電針法發現，病人中強直型者的療效優於震顫型者，所以適宜用於以強直為主的病人。且經一個療程治療無效者，繼續治療效果亦差。頭皮針法，根據我們的體會，在本病早期開始治療階段，效果較為明顯。在針灸治療過程中，藥物治療還是必需的，不過可隨著病情的好轉逐步減量。

⊕ **每日練習**

1．請詳述醒腦開竅法。

2．治療中風的頭皮針法如何操作？

3．詳述帕金森病頭皮針法具體操作。

4

⊙ **面癱**

面癱也稱麻痺，或稱面神經麻痺。主要臨床症狀是一側（極少數為雙側）面部表情肌突然癱瘓，前額皺紋消失、鼻唇溝平坦，眼睛不能閉合，口角下垂，面部被牽向健側，不能做皺眉、聳鼻、鼓腮、閉眼等動作。本病在中醫學中稱為口僻。

（1）電針法

①取穴：

常用穴為牽正（耳垂前0.5寸處）、地倉、水溝、陽白、翳

風、下關。備用穴為合谷、行間、外關、後溪。

②操作：

每次選2～3個常用穴，備用穴一般選1～2個。針刺前，先用左手指腹或手掌在患側面部由輕到重向耳根方向推拿數次。針刺方法如下：額紋消失或變淺宜針陽白向下透刺至眉毛中部，迎香向上刺至眶下；鼻唇溝變淺，口角歪斜，針地倉透頰車，太陽穴深刺。病程久的，針雙下關。餘穴按照常規刺法。接通電針儀，用斷續波，電流強度以面部輕微抽動為宜。早期用電針者，通電時間需控制在5～10分鐘，病程超過半月者，通電時間可延長至15分鐘。電針每日或隔日1次，10次為一療程，療程間隔3～5日。

（2）針罐法

①取穴：

常用穴分兩組。

A.阿是穴（顴骨下緣中央下後方1寸處）；

B.地倉、頰車、太陽；

C.備用穴：睛明、承漿、聽會、絲竹空。

②操作：

常用穴每次用1組，交替輪用。備用穴為透針所到的止穴，根據主穴的需要而定。第一組阿是穴，以28～30號毫針，分別自皮下透向睛明、地倉、頰車，施捻轉手法，運針1～2分鐘後，出針。然後在阿是穴拔罐10分鐘左右。第二組，在患側地倉進針，沿皮透刺至承漿，再從頰車進針1支，透刺至聽會，太陽進針2支，沿皮分別透刺至絲竹空、四白，留針20分鐘。隔日1次，兩組穴交替選用，16次為一療程。

（3）說明：

上述兩法，均以針刺透穴為主，或結合電刺激，或結合拔罐，故均可選用。在針刺時，宜注意以下三個問題。

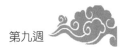

①透刺時，不可過深，以針身置於肌纖維之間最佳；

②電針治療，以發病後7天應用為宜；

③拔罐時間不宜過長，以免臉上留有瘀斑經久不散。

⊙ **面肌痙攣**

　　面肌痙攣，又稱面肌抽搐。以半側面部不自主抽搐為特徵，抽搐呈陣發性且不規則，程度也不等，起病多從眼輪匝肌開始，然後涉及整個面部。以中年女性較為多見。本病可歸於「筋惕肉」症。

（1）埋針法

①取穴：

阿是穴。

②操作：

　　先尋找主穴。面部做常規消毒，然後用皮膚針輕輕叩打該側面部，自上至下、自左至右，反覆仔細彈刺。當叩打至某部位，出現針尖一觸，立發痙攣現象時，此為阿是穴，即在該處埋撳針1支。3日後取掉所埋之針，依前法，尋得阿是穴後再埋針。3日1次，10次為一療程，療程間隔7天。

（2）體針法

①取穴：

常用穴為外關、合谷、內關。備用穴為風池、完骨。

②操作：

　　常用穴每次選1～2個，備用穴取1穴。均採用行氣法。方法為：首先保持環境安靜，室溫在20～25℃，病人寬衣鬆帶。選28號或30號毫針，在所選常用穴穴區迅速進針，約0.5寸深，針尖略向向心方向，四周探尋得氣後輕微快速提插，促使針感上傳，並用慢提緊插之法約1分鐘；備用穴，以左手食指按壓穴位的下方，右手持針進針1.5寸左右，儘量使針感傳導到眼周圍。均留針20分鐘。每5～10分鐘運針1次，每日或隔日1次，10次為一療程。

（3）叢刺法

①取穴：

常用穴為阿是穴（面部痙攣之起動點）。備用穴為四白、攢竹、迎香、頰車。

②操作：

阿是穴必取，以30～32號（0.5～1.5寸長）毫針15～30枚。淺刺該穴，採取密集排針，或散刺（其間隔為0.5～1公分寬）。應使針尖的皮膚突起，形成一個小丘，並使針體懸吊而不下落。備用穴取2～3穴，亦宜淺刺，留針20～30分鐘。每日1次，10次為一療程。

（4）說明：

上述三法，均為面肌痙攣的有效的獨特刺法。第一法操作簡便，關鍵在尋找阿是穴。第三法操作的關鍵在叢刺上，首先要找准阿是穴，其次是淺刺而不能使針體墜落。本法針刺時，病人有輕微痛感，部分病人針刺部位有微微發熱感或皮膚充血，均屬正常。

⊕ 每日練習

1．簡述面神經麻痺治療的穴位埋針法。

2．面肌痙攣的叢刺法如何操作？

5

⊙ 眼型重症肌無力

重症肌無力是一種影響神經肌肉接頭傳遞功能的自身免疫性疾病。它的主要臨床表現是受累的骨骼肌特別容易疲勞；在經過休息之後可有一定程度的恢復。其中以眼瞼下垂、複視等為主要症狀的眼型重症肌無力最為常見。

（1）體針法：

①取穴：

常用穴為攢竹、陽白、絲竹空、魚腰。備用穴為眼肌下垂加外關、光明、足三里；復視加睛明、風池。

②操作：

每次取常用穴3穴，備用穴根據症狀取1～2穴。陽白穴可透刺至攢竹或透向眉毛中部。睛明、攢竹以32號1.5寸毫針，直刺至得氣，小幅度提插行針0.5～1分鐘。均不留針，刺激宜輕。四肢穴採取緊插慢提、前重後輕的手法，得氣後留針30～45分鐘。風池穴向鼻尖方向刺入1.5寸，使針感向前額或眼區放散，留針30分鐘。百會穴用艾條溫和灸15分鐘。每日1次，7～10日為一療程，療程間隔3～5日。

（2）耳針法：

①取穴：

常用穴為眼、皮質下、脾。備用穴為肝、內分泌、腎、緣

中。

②操作：開始用毫針刺法。常用穴每次選2～3穴，備用穴1～2穴。在雙側耳穴尋得敏感點後，快速捻轉刺入，並運針至出現脹、熱、痛感，留針30分鐘，每隔5分鐘運針1次，以強化刺激。每日1次，10次為一療程。第二療程起，如病情改善，可改為耳穴埋針或耳穴壓丸之法，每次選一側耳穴3～5個，兩耳交替，每週換貼2次，10次為一療程。

（3）說明：

上述兩法，均用於治療眼型重症肌無力，體針法的效果較為確切，但須注意針刺攢竹、睛明要用細針慢慢送針，以防止眼部血腫。我們在應用本法時，多於去針後用皮膚針叩刺，更有助於療效的提高。耳針觀察例數較少，曾同時用該法治療眼型重症肌無力和早期非眼型重症肌無力病人，結果眼型重症肌無力病人全部有效，而其他類型者均無效。表明耳針法主要治療眼肌型病人。

⊕ 每日練習

針灸治療眼型重症肌無力具體操作方法如何？

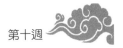

• 第十週

1
=

⊙ 三叉神經痛

三叉神經痛系指三叉神經分布區內反覆出現的陣發性短暫劇烈的疼痛。它的臨床表現為：突然發作閃電樣短暫的劇痛，性質如刀割樣、鑽刺樣、火灼樣或撕裂樣。發作常無先兆，且嚴格限制在三叉神經感覺支配區內。疼痛持續數秒鐘至1～2分鐘。疼痛多為一側性，常因面部動作或觸碰面部某一點（稱「扳機點」）而誘發。針灸治療本病，遠期療效也較為鞏固。

（1）體針法

①取穴：

常用穴為魚腰（瞳孔直上，眉毛中間取穴）、四白、下關。備用穴為夾承漿（下頜骨頦孔處，承漿穴旁開約1寸）。

②操作：

A.支痛，取魚腰。從魚腰斜向下方刺入0.3～0.5寸，待有觸電樣針感傳至眼及前額時，提插20～50次。Ⅱ支痛，取四白。從四白斜向上方約45°進針。刺入0.5～0.8寸，待有觸電樣針感傳至上唇與上牙等處時，反覆提插20～50下。B.支與Ⅲ支或Ⅲ支痛，取下關。直刺進針1.5寸深左右，當有觸電樣針感傳至舌或下頜等處時，提插20～50次。如下關治療效果不明顯可加取夾承漿。以夾承漿斜向前下方約30°進針，刺入0.5寸左右，待有觸電樣針感傳至下唇時，提插20～50次。

上述穴位，均取患側。如未能獲得所要求的針感，應細心調節針刺方向及深度，直到滿意為止。一般隔日1次，10次為一療程。症情重者可根

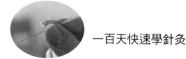

據情況每日1次。

（2）腧穴注射法

①取穴：

常用穴為阿是穴（扳機點）。備用穴為Ⅰ支痛加魚腰、陽白；Ⅱ支痛加四白、迎香、翳風；Ⅲ支痛加地倉、頰車、迎香。

②操作：

藥液用山莨菪鹼注射液或注射用水。每次取常用穴及2～3個患側備用穴。先尋找到阿是穴，即容易誘發三叉神經發作的觸發點（扳機點），以4號針頭刺入皮內、注射0.1毫升注射用水，使該處皮膚表面有白色暈塊隆起（注意不要注入皮下）。餘穴，用5號齒科針頭刺入，待有觸電感或其他形式針感時，略退針，緩慢注射山莨菪城注射液，每穴5～10毫克。每日1次，發作不頻繁者，可隔日1次或每週2次。10次為一療程。

（3）說明：

上面兩法，以體針法觀察的例數最多，故可作為首選之法。其操作的關鍵在於必須引發觸電樣針感，故應細心尋找和體會。穴位注射法亦有較好的止痛效果，前者應注意在穴位扳機點注射時，不可刺得太深，否則會影響效果。

⊙ 血管性偏頭痛

血管性偏頭痛，簡稱偏頭痛，是常見的急性頭痛之一。其臨床表現為：發作前有視幻覺、偏盲等腦部功能短暫障礙，繼則出現一側性頭痛，為搏動性鑽痛、刺痛或鈍痛。疼痛劇烈時可有眩暈、出汗、噁心嘔吐、心慌、便秘等症狀，可持續數小時。一般間隔數周復發，常呈週期性發作。本病中醫學中亦稱偏頭痛，一般主張應用傳統的透穴刺法，刺血和拔罐也有較好的效果。

（1）體針法

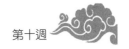

①取穴：

常用穴為太陽透率谷（耳尖直上，入髮際1.5寸處）、風池。備用穴為太沖、合谷。

②操作：

常用穴必取，配穴酌加1～2個。太陽透率谷法：以28號2.5寸毫針，自太陽穴刺入，先直刺1寸，得氣後退至皮下，再向率谷方向捻轉進針，1.5～2.2寸，採用捻轉加小幅度提插之法，運針1～2分鐘，留針。風池穴，針尖向對側目內眥刺入，深1.5寸左右，細心小幅度提插探尋，使針感擴散至同側頭顳部，以捻轉法運針1～2分鐘。合谷、太沖，直刺得氣後留針。均留針30分鐘，每隔10分鐘運針1次。一般頭部穴可取患側，四肢穴取雙側或對側。每日1次，10次為一療程。

（2）刺血法

①取穴：

常用穴為太陽。備用穴為太沖、印堂。

②操作：

常用穴為主，每次酌加1備用穴。太陽、印堂，均以消毒三稜針點刺，並緊接著拔罐2～3分鐘。太沖針刺，令病人仰臥，以1.5寸28號毫針刺入1.2寸深，得氣後大幅度快頻率捻轉提插，行針3～5分鐘，留針15～30分鐘。隔日1次，10次為一療程，療程間隔5日。

（3）說明：

頭痛有時可為某些嚴重疾病的早期表現或突出症狀，因此本病症治療前一定要作系統檢查，待確診後才能進行針灸治療。上述兩種方法，以第一種方法較為常用，但透刺之法對初學者有一定難度。開始時可僅直刺太陽穴或短距離透刺，亦有效果。刺血法中刺血後拔罐，因太陽、印堂穴區面積較小，宜用小型抽吸罐。如無此罐具，可用擠壓出血法代替。

⊕ 每日練習

1·針灸治療三叉神經痛將選擇什麼穴位，如何操作？

2·簡述血管性偏頭痛兩種穴位刺激法的取穴與操作。

2

⊙ 坐骨神經痛

> 坐骨神經痛是指在坐骨神經徑路及其分布區內的疼痛。臨床表現為燒灼樣或針刺樣疼痛自臀部沿大腿後面、小腿後外側向遠端放射。沿坐骨神經的徑路有明顯壓痛點，並有直腿抬高試驗陽性和踝反射的改變等。根據受損部位的不同，坐骨神經痛可以分為根性和幹性兩類。坐骨神經痛可以歸屬為中醫學中痛痺的範疇。

（1）體針法

①取穴：

常用穴為環跳、陽陵泉。備用穴為委中、殷門、腎俞、次 、崑崙、丘墟。

②操作：

常用穴每次必取，備用穴據症酌加。如為根性（表現為咳嗽、噴嚏時疼痛加劇）加腎俞、次髎；如為幹性（沿坐骨神經徑路壓痛明顯），酌加下肢穴。環跳宜深刺，大幅度捻轉結合提插，使針感放射至足底或足趾；陽陵泉亦需深刺，以同樣手法令針感到達足背。其他穴位也力求針感向遠端放散。一旦得氣，即可留針，留針時間20～60分鐘不等，視疼痛程度而

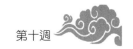

定，如劇痛不緩解，可延長至2小時或以上。每隔5～10分鐘捻針1次。也可以通電針，用斷續波，頻率240次/分，強度以病人能耐受為度。每日或隔日1次，10次為一療程。

（2）腧穴注射法

①取穴：

常用穴為環跳、殷門、陽陵泉、承扶。備用穴為大腸俞、腎俞、委中、崑崙。

②操作：

藥液用10%葡萄糖注射液（每穴注入5～10毫升）、維生素B122毫升（100毫克）加0.5%普魯卡因注射液10毫升（每穴注入4～6毫升）。任選一種。

取穴以常用穴為主，效果不佳時酌加1～2個備用穴。均選患側。首次只用環跳穴，以長腰穿針深刺，輕輕提插尋找，待產生觸電感（注意切不可以亂搗猛刺，以免損傷神經），將針頭退出1～2分，推入藥液。之後，可按壓痛最顯著的部位輪換取穴。但開始3～4次，環跳必須加取。每日或隔日注射1次，10～15次為一療程。

（3）說明：

坐骨神經痛的刺灸之法很多，因篇幅所限，加之有些方法操作上有一定難度，所以這裡介紹的，是臨床上最為常用而療效比較確切的兩種方法。體針法適用於不同類型的坐骨神經痛；穴位注射法則較適用於沿坐骨神經徑路有明顯壓痛的幹性坐骨神經痛。在應用穴位注射時，要注意進行普魯卡因過敏試驗。

⊕ 每日練習

坐骨神經痛的體針法和穴位注射法如何操作？

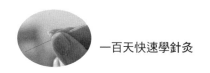

3

⊙ 失眠

失眠，中醫又稱不寐、不得眠等。失眠是指無法入睡或無法保持睡眠狀態，導致睡眠不足，是最常見的睡眠障礙。

（1）體針法

①取穴：

*常用穴有2組。

A.百會、神庭、四神聰；

B.絲竹空通率谷、風池。

*備用穴有3組。

A.神門、足三里、三陰交；

B.大陵、安眠（翳風與風池聯線中點）；

C.照海、申脈。

②操作：

每次取一組常用穴，二組可單用，亦可輪用。備用穴亦取一組，可單用或輪用。下述針刺法均為每日1次，一般12次為1療程，療程間停針3～5天。針刺期間逐步停用安眠藥。

病人取安靜仰臥位，穴位常規消毒，先取百會，醫者立於患者頭前，拇、食指持28號1.5寸毫針以15°夾角，逆督脈循行方向，沿頭皮與顱骨骨膜間快速進針，深度要求在1寸左右。也可將針快速刺入帽狀肌腱膜下，然後再將針向前頂穴方向平行刺入1.2寸左右。神庭穴，選用30號1.5寸毫

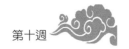

針逆督脈循行方向刺入0.3～0.5寸，四神聰穴與百會穴進針方向及深度均相同。

以快速捻轉手法，局部有脹感後留針。留針期間囑患者閉眼深呼吸。留針30分鐘，每隔10分鐘行針1次，以捻轉手法為主。如患者當時能入睡，可適當延長留針時間，以不超過2小時為限。

第二組常用穴，患者亦取仰臥位，用30號3寸毫針，從絲竹空淺針橫刺，向率谷穴水準方向透刺，小幅度捻轉，使局部產生較強的重脹感。其餘穴位按常規刺法，均取得較強針感後留針60分鐘。

（2）耳針法

①取穴：

常用穴為心、緣中、神門。備用穴為腎、皮質下、陽性反應物、內分泌、脾。

②操作：

一般僅取常用穴，效不顯時加選備用穴。壓物可用大小均勻，硬度適中，表面光滑王不留行籽，置於剪好的方形醫用小膠布（0.7毫米×0.7毫米）中點，貼壓於雙側所選穴區上。然後按壓1分鐘，使耳廓充血發熱。令患者每日自行按壓耳穴3～5次，睡前必須按壓1次，時間約1～2分鐘。隔日換貼1次，5次為一療程，療程間隔4天。待出現療效後，可改為貼壓一側穴，二側交替。方法同上。

⊕ 每日練習

失眠將選用何種穴位刺激法治療，如何操作？

227

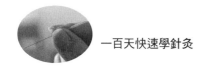

4

⊙ **憂鬱症**

> 憂鬱症是一種以持久的心境低落為特點、病程遷延的神經症。發病率有逐年增加的趨勢,常見症狀為情緒低沉、情感活動低落、興趣減少,主要表現為反應遲鈍、失眠、體重減少、主動性下降、生活無興趣、早醒、納羞、食欲不振、性慾減退,一般無幻覺妄想等。屬於中醫「鬱證」的範疇。在治療上以電針法為主,亦常用頭皮針法和灸法,已經積累了較多的經驗。

（1）電針法

①取穴:

常用穴為百會、印堂。備用穴為憂鬱寡言加啞門、天突,失眠健忘加太溪、內關,焦慮煩躁加三陰交、太沖,呆滯少動加少商、十宣。

②操作:

一般僅取常用穴,症狀明顯者加取備用穴。嚴格消毒皮膚及毫針,針刺百會穴向前方斜刺5～8分,針刺印堂穴向上斜刺5～8分,用701ⅡA型針療電麻儀,頻率為80～90次／分,或用G6805型電針儀,選擇疏密波,電量均以穴位局部可見肌肉輕微抽動及病人自覺舒適能耐受為限,備用穴採用平補平瀉法,不接電針。一般每日治療1次,每次治療45～60分鐘,每週6次,星期日休息1日,6週為一療程。有效病例可酌情進行第二療程治療,以鞏固或提高療效。

（2）體針法

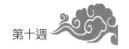

①取穴：

常用穴為:智三針、手智針、四關穴。

備用穴為神門、三陰交；太溪、大陵、隱白。

*智三針位置：前髮際與頭部正中線交界為第一針，左右旁開3寸各一針，共三針。

*手智針位置：由內關、神門、勞宮三穴組成。

*四關穴位置：由合谷、太沖兩穴組成。

②操作：

常用穴每次取一組，可輪用，也可兩組合用。備用穴據症酌加2～3穴。智三針以28號1.5寸不銹鋼毫針平刺進針，深刺1.5寸，強刺激，留針1～2小時；手智針按常規操作，得氣後留針30分鐘，5～10分鐘行針1次。四關穴毫針針刺，得氣後行導氣法，即徐入徐出。針完後行鼻子深呼吸6次，休息1分鐘再深呼吸6次，直到出針。得氣後留針30分鐘，10分鐘行針1次。備用穴按常規針法，留針30分鐘。上法每週治療2次，共治療8週。

（3）說明：

本病屬情感障礙疾患，故還需透過精神情志的疏導來幫助治療，日常可運用音樂、體育、催眠、暗示等療法達到自我鬆弛，心情舒暢，氣機調達的境界，加強針灸作用，使病人更早地恢復健康。電針法不僅可治療憂鬱神經症（輕度憂鬱症），也可用以治療中度和重度憂鬱症。具體操作時電脈衝刺激不可過重。體針法，主要用於憂鬱症，也可用於中風後憂鬱症的治療。本病症要求堅持較長時間的治療。

⊕ 每日練習

治療憂鬱症常用的兩種穴位刺激法如何取穴操作？

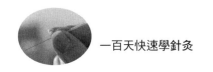

5

⊙ 老年癡呆症

老年癡呆症是一種慢性進行性精神衰退性疾病。又稱阿茲海默症。早期近記憶減退、性格變得固執自私，進而出現智慧活動全面減退，乃至臥床不起，生活不能自理。主要包括阿滋海默病（約佔50％）、血管性癡呆（多發性腦梗死性癡呆，約佔15％）、上述兩者混合型（約佔25％）和其他型（約佔10％）。中醫學將老年癡呆症多歸屬於「癲疾」「善忘」「呆癡」「神疑病」等範疇，認為其病機以腎虛髓空為本，痰阻血瘀為標。

（1）電針法

①取穴：

常用穴為四神穴（百會穴左右前後各旁開1.5寸）、神庭。備用穴為足三里、大椎。

②操作：

一般僅用常用穴，酌加備用穴，取28號或30號1.5寸毫針，頭部穴採用平刺法，四神穴和神庭均針向百會方向，進針0.8～1寸。捻轉得氣後連接G6805電針儀，連續波，頻率為45次／分，電流強度以病人能耐受為度。留針45分鐘。足三里直刺，大椎穴略向下斜刺，每隔15分鐘手法行針1次，施提插捻轉手法。每週1次，12次為一療程。一般每年實施1～3個療程。

（2）體針法

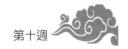

①取穴：

常用穴為百會、風府、水溝。備用穴為曲池、神門、三陰交、太溪、太沖。

②操作：

常用穴為主，酌加備用穴。進針得氣後，百會向前後左右沿皮橫刺，使針感向四周擴散；風府針尖向下頜方向緩慢刺入施以捻轉瀉法，使針感上達巔頂；水溝向上方斜刺，進針要深，反覆提插以加強針感；曲池用提插捻轉結合瀉法；神門、太沖用平補平瀉法；三陰交、太溪用提插捻轉結合補法。以上各穴留針30分鐘，每隔5～10分鐘捻針1次。每日針刺1次，10次為一療程。第二療程起每週治療2～3次，一般需治4個療程。

（3）說明：

以針灸治療老年癡呆症的方法頗多，上面兩法是較為簡便和常用的。電針法主要用於具有一定早期老年血管性癡呆症狀者的控制和預防。其早期表現多為興趣和工作效率減退，近事遺忘，思維遲緩或注意力難以集中等。體針法則對改善血管性癡呆病人的智力有較為顯著的作用。一般說，病人的病程越短，年齡較小，治療效果越佳。

⊕ 每日練習

針灸適用於治療老年癡呆症哪一型？主要有哪幾種刺灸法？

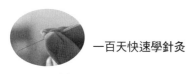

• 第十一週

1
二

二十二、外科病症

⊙ 丹毒

> 丹毒是皮膚及其網狀淋巴管的急性炎症，好發於下肢和面部。其臨床表現為起病急，局部出現界限清楚之片狀紅疹，顏色鮮紅，並稍隆起，壓之褪色。皮膚表面緊張熾熱，迅速向四周蔓延，有燒灼樣痛。伴高熱畏寒及頭痛等。

（1）刺血法

①取穴：

常用穴為阿是穴（病灶區，下同）。備用穴為委中。

②操作：

以常用穴為主，先於患部周圍皮下尋得呈現紫暗色怒張之小血管（如小血管怒張不顯，可選周圍顯現靜脈）消毒後，用圓利針（如無此針具，可用28號半寸針代替），迅速刺入血管，搖大針孔，緩慢出針，待黑血自行溢出後，用消毒乾棉球按壓針孔，每次可刺4～5針。亦可在患處局部作常規消毒，持小號三稜針在皮膚發紅的範圍內先上後下，快速散刺，使之出血如珠，再據皮損大小取適當型號之玻璃罐（注意罐口應預先消毒），用閃火法吸拔，留罐1分鐘左右，取罐後擦淨患處血跡。委中穴取患側，尋找怒張之絡脈，刺血3～4滴。開始每日1次，2次以後改隔日1次，不計

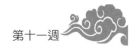

療程，以癒為期。一般治3～6次。

（2）體針法

①取穴：

常用穴為地機、血海、三陰交、豐隆、太沖、阿是穴、四縫。備用穴有2組。

A.下肢：陽陵泉、足三里、蠡溝；

B.頭面：翳風、頭維、四白、合谷。

②操作：

以常用穴為主，酌加備用穴。經穴針刺得氣後，以徐疾補瀉法之瀉法（進針快、退針慢，先深後淺）提插捻轉1～2分鐘，刺激宜強，留針20～30分鐘，每10分鐘運針1次。阿是穴，以三稜針或皮膚針重叩出血，可加拔罐。四縫穴以粗毫針或三稜針點刺出黏液。針刺法，每日1次。其餘方法可隔日1次。

（3）說明：

以上所介紹兩種刺灸之法，均含有刺血之法。治療本病，刺血法用得最多，療效也較好，一般見效較快，但如治2～3次效果不明顯者，應考慮用其他方法。體針法以針刺為主，也用刺血，本法近期效果尚好。但遠期療效尚不夠滿意，可根據情況選用。

⊙ 放療反應

放療反應，是指癌症病人在應用放射療法治療後所出現的不良反應，包括全身反應如厭食、噁心、嘔吐、頭痛、乏力等；血象反應，如白細胞及血小板減少等；局部反應，等等。如不進行及時處理和治療，可導致明顯的放射後遺症。針刺和艾灸可顯著減輕全身症狀，並對白細胞減少、放射性直腸炎及皮膚潰瘍都有較肯定的效果。

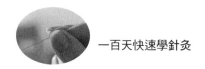
（1）體針法

①取穴：

常用穴：曲池、內關、足三里、肋緣穴（鎖骨中線與肋緣交點下5分處）。備用穴：白細胞減少加大椎；納差加中脘、三陰交；頭昏失眠加百會、神門；直腸炎加天樞、上巨虛。

②操作：

常用穴取1～2穴，據症配備用穴1～2穴。進針得氣後，以提插捻轉手法行平補平瀉，作中等強度刺激，留針15～30分鐘。肋緣、天樞穴，針後用艾條熏灸15分鐘，以局部潮紅為度。每日1次，10次為一療程，停針3～5日後，再做下一個療程。

（2）艾灸法

①取穴：

大椎、合谷、足三里、三陰交。

②操作：

常用穴均取，病人取端坐位，充分曝露腧穴部位，以艾條作溫和灸，灸火約距皮膚1.5公分，以病人感溫熱而不灼痛為宜。每穴灸10～15分鐘，至局部皮膚呈紅潤。灸畢各穴輕按摩3～5分鐘。每日1次，10次為一療程。

（3）說明：

以上兩法中，體針法適於各類放射反應的治療，臨床最為常用。艾灸主要用於改善放療或過程中白細胞下降。艾灸還能使癌症病人化療後下降的白細胞量提升。

⊕ 每日練習

1．丹毒的三種刺灸法中均含有刺血法，試述其操作特點。

2．放療反應在刺灸方法上有何特點？

234

$$\underline{\underline{2}}$$

⊙ **急性單純性闌尾炎**

> 急性闌尾炎相當於中醫學中的腸癰，是最常見的急腹症。主要症狀為右下腹痛並呈現陣發性加劇，噁心嘔吐，多數病人白細胞和嗜中性白細胞計數增高，而右下腹闌尾區（麥氏點）壓痛，則是本病的一個主要體徵。急性闌尾炎一般分四種類型：急性單純性闌尾炎、急性化膿性闌尾炎、壞疽及穿孔性闌尾炎和闌尾周圍膿腫。針灸主要治療急性單純性闌尾炎，以及部分輕型化膿性闌尾炎。這裡主要介紹針灸治療急性單純性闌尾炎。

（1）體針法

①取穴：

常用穴為闌尾穴、足三里，阿是穴（係右下腹壓痛最明顯點，即麥氏點）。備用穴為噁心嘔吐加中脘、內關；發熱加曲池、尺澤；腹脹加大腸俞、次 。

②操作：

常用穴為主，每次取2～3穴；如某些症狀比較明顯，酌加備用穴1～2穴。尺澤，以消毒三稜針刺破靜脈出血數滴，餘穴均直刺至得氣後，施以大幅度捻轉結合提插的瀉法，行強刺激1～2分鐘。留針30分鐘至1小時，隔5～10分鐘運針1次，亦可接通G6805電針儀，用疏密波，強度以病人可耐受為度。每日針1～2次。

（2）耳針法

①取穴：

常用穴為闌尾（耳輪腳上方前部和中部之間，即大腸穴的下方）、耳舟中段，備用穴為大腸、肩。發熱加皮質下、耳尖，嘔吐加耳迷根。

②操作：

常用穴均取，據症酌加備用穴1～2穴。耳尖穴用三稜針刺血，餘穴針刺。以28號5分針，在穴區測得壓痛點後刺入，快速捻轉，刺激宜強烈，持續捻轉2～3分鐘後，留針30分鐘至1小時，其間可行間斷刺激，每次1側耳，兩側交替輪用，每日針1～3次。耳尖刺血每日1次。

（3）說明：

體針法對急性單純性闌尾炎和輕型化膿性闌尾的平均有效率為85%～90%，並有較為鞏固的遠期效果。耳針法也是值得推薦的方法，不僅能止痛，而且可以緩解和消除其他症狀，使血象等體徵恢復正常。

⊙ **急性乳腺炎**

急性乳腺炎是由細菌感染所致的急性乳房炎症，多見於產後2～6週哺乳期婦女。臨床表現為患病乳腺腫脹疼痛，局部變硬，皮膚發紅並有觸痛；患側腋下淋巴腫大，常在數天內化膿。可伴高熱、寒戰、倦怠及食欲不佳等症狀。本病在中醫學中稱為乳癰。

（1）**體針法**

①取穴：

常用穴為肩井、天宗。備用穴為足三里、曲池、膻中、中脘。

②操作：

常用穴可獨取一穴，亦可合用，酌加2個備用穴。肩井僅用患側，以28號1.5寸毫針，直刺進針0.8～1.0寸（針刺深度要根據胖瘦而定，不宜太深，以免損傷肺尖），用捻轉加小幅度提插手法，加強刺激，直至病人能耐受的最大強度，留針。天宗，雙側均取，直刺至骨膜，大幅度提插捻轉，使針感最好能向整個肩部和乳房部放散。其他穴位用常規刺法，得氣後，用提插瀉法。留針20～30分鐘。留針期間，可用艾條熏灸乳房病灶部位。每日1次，6次為一個療程。

（2）**拔罐法**

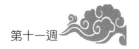

①取穴：

阿是穴（患側背部與乳房病灶相對應點）。

②操作：

病人跨坐於椅上，面向椅背，背對醫生，充分曝露背部。在阿是穴四周先塗以少量凡士林或油脂，以2寸直徑之火罐對準穴位拔上，略等片刻，向上下左右推動各4次，待局部潮紅或出現瘀斑後取下。亦可先以三稜針點刺出血後拔罐。每日1次，6次為一個療程。

（3）說明：

急性乳腺炎是針灸適應證之一，各種刺灸之法幾乎都有應用。體針法最為常用，其中肩井、天宗為古今醫家總結出來的治療乳腺炎的有效穴。但肩井穴為易發生意外穴，不可深刺。拔罐法較為簡便，但本法僅適用於病程4日內，且局部未化膿者。

⊕ 每日練習

1．詳述急性單純性闌尾炎治療的體針法。

2．急性乳腺炎治療應怎樣選擇穴位刺激法？

3

⊙ 急性尿瀦留

急性尿瀦留是指突然發生的不能排尿而使得膀胱充盈膨脹的症狀，臨床表現為下腹部脹痛滿悶，尿意窘迫，欲尿不出，輾轉不安，痛苦不堪。根據病因，急性尿瀦留可以分為機械性梗阻和動力性梗阻兩類，針灸主要治療後者。本病症歸屬於中醫學中癃閉的範疇。

（1）體針法

①取穴：

常用穴為曲骨、關元、三陰交。備用穴為中極、陰陵泉、照海、氣海、大椎、百會。

②操作：

常用穴為主，效果不佳時配備用穴。針下腹部穴，以左手扶持針體慢慢進針，以免傷及膨大之膀胱，得氣後，用快速小幅度提插，促使針感向會陰部放散。也可以從關元進針平刺（針身與皮膚成10°）透至曲骨，快速捻轉1分鐘。三陰交，針尖向上刺入，用提插之法，儘量促使針感上傳。其他穴位，進針得氣後均用提插捻轉之法。留針20～30分鐘，每5分鐘行針1次，可用較強的短時間刺激。關元穴可輔以指壓法：　右手掌心對臍，中指點壓關元，左手拇指壓於右手中指第一指節，兩手由輕漸重平穩加力，著力點仍在關元，同時令病人排尿，直至排空後才緩緩鬆手。每日1～2次。

（2）電針法

①取穴：

氣海、關元、中極。備用穴為水道（下腹部，臍下3寸，旁開2寸處）、三陰交。

②操作：

常用穴為主，酌加備用穴。從氣海穴進針平刺透關元，或從關元透中極。亦可從水道透中極，三陰交直刺1.5寸。各穴得氣，接通電針儀。用中強刺激，頻率120～240次/分，連續波，通電15～30分鐘。每日1～2次。

（3）說明：

急性尿瀦留的穴位刺激法，包括針刺、艾灸、電針、耳針、腧穴注射、腧穴敷貼、腧穴低頻電療、腕踝針等都有應用，但用得最多的仍為體針法，因其療效最為確切。在操作時，如能引發針感達到下腹或會陰部，

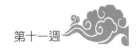

直至病人出現尿意或下腹部收縮感，往往能收到起針排尿的效果。電針法，實際是體針法增加一種刺激因素，所以效果也好。

⊙ 落枕

> 　落枕是指一側項背部肌肉痠痛、活動受限的病症。其臨床表現為多於晨起時發現，頸項強直，左右轉側困難，局部痠痛，並有壓痛，但無紅腫。在古醫籍中，一般稱為項強，針灸治療落枕療效較佳。

（1）體針

①取穴：

懸鐘、養老、後溪。備用穴為外關、中渚、陽陵泉。

②操作：

以常用穴為主，每次僅取一穴，效欠佳時，加用或改用備用穴。懸鐘穴，直刺1.5～1.8寸深，用強或中等刺激，得氣後留針15～20分鐘；養老穴，針尖向上斜刺1.5寸，使針感傳至肩部；後溪，直刺0.5～0.8寸，得氣後捻轉運針1～3分鐘，亦可加電針刺激，頻率40～50次/分，連續波。備用穴，用常規針法，深刺，務求得氣感強烈。在上述任一穴位針刺時，均須要求病人主動活動頸部，範圍由小漸大。留針均為15分鐘，每日1次。

（2）拔罐法

①取穴：

常用穴為阿是穴（頸部壓痛最顯處）。備用穴為風門、肩井。

②操作：

阿是穴，用力揉按片刻，常規消毒後，以三稜針快速點刺3～5下，或用皮膚針中等度叩刺，叩刺面積，可相當於罐具口徑。然後，選用適當口徑之罐具吸拔。備用穴可取1～2個，針刺得氣後，留針，再於針上拔罐。吸拔時間均為10～15分鐘。起罐後，可在阿是穴用艾捲迴旋灸5～7分鐘。

每日1次，不計療程。

（3）說明：

上面介紹兩法，取穴操作均較簡便。第一法最為常用，但較適合於病程短的急性發作者，多僅取一穴即可見效，關鍵在於操作應儘量符合要求。拔罐法多用於症狀明顯或病程較長者，該法實際上是拔罐與針灸法相結合，但應注意肩井穴不可深刺。

⊕ 每日練習

1‧急性尿瀦留應首先選擇何法？如何操作？

2‧落枕的體針法和拔罐法如何操作？

$\underline{\underline{4}}$

⊙ 急性腰扭傷

急性腰扭傷，多因劇烈轉動軀體，使得腰部肌肉用力失調而發生的，活動受限，咳嗽、深呼吸等加重。本症歸屬中醫學中的腰痛證。

（1）體針法

①取穴：

常用穴為水溝、後溪、腰痛點。備用穴為委中、命門、腰陽關、大腸俞。

②操作：

一般僅取常用穴，效果不理想時加備用穴，均按損傷部位選穴。腰脊正中損傷：水溝，略向上斜刺2～3分，反覆捻轉，持續2分鐘；或水溝旁開1公分處，左手拇、食（示）指將病人上唇捏住，右手以2寸毫針，從左

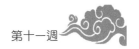

側進針，對側出針，來回拉動強刺激5～10秒，同時令病人活動腰部，如前俯後仰、左右旋轉等20次。腰軟組織損傷較小的，選後溪，取對側或痛側，往合谷方向進針，深刺1～1.5寸，大幅度捻轉提插，強刺激2分鐘，同時，也按上面方法活動。腰軟組織損傷面積較大的，選腰痛點，取對側，兩針均斜向掌心斜刺，深0.8～1寸，得氣，大幅度提插捻轉，強刺激2分鐘。並按上法活動腰部。上述均留針15～20分鐘，運針1～2次。

如果仍有餘痛或者疼痛減輕不顯著的，可取備用穴針刺，委中刺血，腰一側痛的，深刺患側大腸俞，使針感放射到足根；或針腰部壓痛最明顯處；腰脊正中痛，針命門或陽關。腰部穴針後拔罐。每日1～2次。

（2）電針法

①取穴：

常用穴為阿是穴（壓痛最明顯處）、委中。備用穴為夾脊穴。

②操作：

先囑病人俯臥在硬板床上，雙手置於頭上部，術者以右手拇、食指，在腰　椎兩側腰肌逐一按壓，查出壓痛點，即是阿是穴。然後，先針委中，深刺1.5寸，捻轉提插使針感傳至足，再針阿是穴。如為腰脊正中損傷，可加取痛點兩側的夾脊穴，最好能引出向下放射的針感。然後接通電針儀，連續波，頻率200～300次/分，電流強度以病人能耐受為宜，每次20分鐘。每日1次。

（3）說明：

急性腰扭傷的穴位刺激法可以說是五花八門，幾乎應有盡有。但是根據我們的經驗，以上述介紹兩法最為常用有效。施行體針法獲效的關鍵，一是針刺主穴時，刺激強度要大一些；二是在針刺過程中，必須囑病人做各種彎腰動作，而且要做最能激發疼痛的動作。體針法主要用於急性腰扭傷，對慢性腰肌勞損效果不明顯，而電針法對慢性損傷則有一定療效。

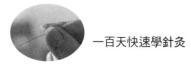

⊙ **頸椎病**

> 頸椎病是一種常見的骨傷科病症，以中年男性多見。臨床上分為神經根型、脊髓型、椎動脈型及交感神經型四型。最常見的為神經根型，表現為頸肩疼痛，並放射至臂部或手指，頸部活動受限，重者可有手指發麻無力及耳鳴頭暈等症狀。它是針灸治療的主要對象。本病可歸屬於中醫學的頸項痛、骨痹等範圍。

（1）體針法

①取穴：

常用穴為夾脊頸4～7。備用穴分型取穴如下：

A.神經根型加肩井、曲池、合谷、後溪、養老；

B.椎動脈型加百會、太陽、三陰交、太溪、行間；

C.交感型加百會、心俞、肝俞、膽俞、太沖；

D.脊髓型加足三里、太陽、外關、委中、陽陵泉。

②操作：

夾脊穴多取夾脊頸5～6，備用穴據不同類型，每次取2～3穴。夾脊穴刺法：取28～30號1.5～2寸毫針，向脊椎方向成75°刺入或旁開夾脊穴0.5寸成45°刺入，至針尖有抵觸感即退針5分，採用提插結合捻轉法儘量促使針感傳導。疼痛重者用緊提慢插法，肢體麻涼明顯者緊插慢提。備用穴進針得氣後也用提插捻轉法。均留針20分鐘，間隔5分鐘運針1次，每日或隔日1次，10～12次為一療程。

（2）挑刺法

①取穴：

阿是穴。

②操作：

阿是穴即反應點，多出現在頸、背部，為黨參花樣的皮損改變。一般為圓形或橢圓形，豆粒或花生米粒大，邊緣整齊，邊的顏色稍深於正常皮膚，且反光較弱。以大椎及頸椎增生部位更為多見。每次可選3～4個，常

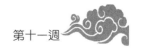

規消毒後用2%普魯卡因局部麻醉，以細三稜針先挑破表皮，再挑斷淺表皮膚纖維絲，挑纖維絲時，針尖宜貼皮平刺，先平行向前滑動，再輕輕把針向上抬起，將纖維絲挑斷，挑淨。下一次挑時，將上一次挑過露在表皮外的纖維絲頭剪去。每隔5日挑治1次，5次為一療程。注意每次選挑刺點時，其中一定要有一個點在頸椎上。

（3）說明：

上述兩法，第一法即體針法為臨床上最為常用的，操作也較容易，並適合各種類型。但以神經根型針刺效果最好，脊髓型最差。本法操作關鍵在於針刺夾脊穴時，儘量要引發傳導針感，否則便會影響療效。對初學者則不必強求。第二法為挑刺法，係刺血法的一種。

⊕ 每日練習

1・急性腰扭傷的體針和電針各有什麼特點？

2・說明頸椎病挑刺法的具體操作過程。

$$5$$

⊙ 肩周炎

肩周炎又稱肩關節周圍炎，是肩關節囊和關節周圍軟組織的一種退行性、炎性病變。多見於45歲以上的中老年人，早期以疼痛為主，日輕夜重；晚期由於發生粘黏，以功能障礙為主，外展、外旋及後伸等動作明顯受到限制。中醫學中將其稱為「漏肩風」「肩凝」等。

（1）體針法

①取穴：

常用穴為肩 透極泉、天宗、條口（上巨虛下2寸）透承山。備用穴為曲池、尺澤、肩井、合谷、陽陵泉。

②操作：

常用穴為主，酌加備用穴。囑病人垂臂曲肘，用28號3～3.5寸毫針自肩 穴直透至極泉，痠脹感可擴散至整個關節腔，天宗穴直刺至骨。條口通承山，宜針健側穴，首次針刺時，可先針此穴，待明顯得氣後，一面施提插捻轉法，一面令病人活動患肩，如內外旋轉、前伸後屈等，3～5分鐘，然後再針其他穴位。

餘穴均在得氣後，再行提插法，使針感強烈。每日或隔日1次，10次為一療程。療程間隔5日。

（2）拔罐法

①取穴：

阿是穴（壓痛點）。

②操作：

首先在患肩上按壓，找到壓痛點，在最明顯處用三稜針迅速點刺，深0.1～0.2寸，再在其左、右、上、下分別點刺，共5針，呈梅花狀，範圍以稍大於罐具口徑為宜，點刺處應血出如珠。如痛點較分散，每次可點刺2～3個痛點。

用閃火法或真空拔罐器吸拔10～15分鐘，以拔出1～3毫升瘀血為度。去罐後，用消毒棉球按壓針孔，並行被動活動5～10分鐘。每隔3～4日吸拔1次，3次為一療程。療程間隔1週。

（3）說明：

上述兩法，第一法體針應用面較廣，對早期及後期病人都有較好的效果。拔罐多用於後期病人，但在實際治療中，兩法可結合運用，以提高療效。

必須指出的是在肩關節周圍炎的治療同時，病人必須加強功能鍛煉，如作爬牆練習等進行配合，否則對效果有較大的影響。

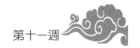

⊙ 網球肘

> 網球肘又稱肱骨外上髁炎，其主要表現為肘關節外側疼痛，用力握拳及前臂作旋前伸肘動作（如絞毛巾、掃地等）時可加重，局部有明顯的壓痛（位置在肱骨外上髁附近），但外觀並未見異常。肱骨外上髁炎屬中醫學肘痛、傷筋範疇。

（1）皮膚針法

①取穴：

常用穴為阿是穴（壓痛最明顯處，下同）。備用穴為手三里、曲池、少海。

②操作：

阿是穴必取，加1個配穴。先用拇指在所取穴位上按揉片刻，然後用七星針叩刺。先用輕刺激手法，待局部適應並有痠脹感之後加重手法，直至局部滲出大小不等的血珠，叩刺面積為直徑1公分左右。揩淨血跡，以艾條在局部做迴旋灸，約灸15分鐘，以局部潮紅為度。每日1次，6次為1個療程，療程間隔3日。

（2）艾灸法

①取穴：

常用穴為阿是穴。備用穴為太溪。

②操作：

常用穴艾灸，備用穴用針刺法。艾灸法：用隔藥灸法，取公丁香、肉桂等量，研末和勻，即為丁桂散。鮮老生薑洗淨，切成2毫米厚的薄薑片，中間用三稜針穿6～7個小孔。先在阿是穴撒丁桂散少許，厚薄均勻，上置薑片，將花生米大之艾炷放在薑片上點燃施灸，至病人感灼熱難耐時另換1炷，連灸3～5壯，使局部出現深紅暈。太溪穴，針尖略朝上直刺，有痠脹感運針（捻轉法）1～2分鐘，留針20分鐘。每日1次，7次為一療程，療程間隔3日。

（3）說明：

肱骨外上髁炎是較為頑固的病症，上面介紹的兩種方法，均為臨床上常用的簡便而有效之法。本症的治療關鍵在於必須正確找到壓痛點，同時要求堅持治療。

⊕ 每日練習

1.試述肩周炎的兩種穴位刺激法。

2.網球肘有哪些刺灸法？

· 第十二週

1

二十三、婦產科病症

⊙ **原發性痛經**

> 痛經是指婦女經期或經行前後的一種急性發作性小腹疼痛。其主要臨床表現為：月經期開始時疼痛逐步或迅速加劇，呈陣發性下腹和腰　部絞痛，重者可出現臉色發白、出冷汗、全身乏力、四肢厥冷乃至暈厥等。痛經可分繼發性和原發性兩類，針灸主要用於治療原發性痛經。

（1）**體針法**

①取穴：

常用穴分兩組。

A.承漿、大椎；

B.十七椎下（第五腰椎棘突下）、阿是穴（下腹部壓痛點）。

備用穴為承山、腎俞。

②操作：

常用穴每次取一組，兩組交替，效果不顯著時加用或改用備用穴。承漿穴，以28號1寸毫針向下斜刺5分，待病人有針感後，快速提插捻轉約2分鐘，留針30分鐘，每隔10分鐘，行針1次。大椎穴將針刺入皮下，向深部緩慢進針，使針感向背部下方傳導，亦留針30分鐘。十七椎下，以28號1.5～2寸針快速刺入皮下後，針尖對準第五腰椎棘突下，向下斜刺捻轉提插，針感要求向子宮及會陰方向放散，待劇痛緩解後，可根據病情，持續

提插捻轉運針5～10分鐘，留針30分鐘。阿是穴用艾捲作溫和灸，距離以局部溫熱不灼燙為度。承山穴雙側均取，以2寸毫針速刺入皮，徐徐捻轉進針，以有強烈針感為度，留針15～30分鐘。其他穴位，亦用提插捻轉，使針感擴展到小腹部，留針15分鐘。上法每日1次，不計療程，以癒為期。

（2）皮膚針

①取穴：

行間、公孫、隱白、太沖、三陰交、關元。

②操作：

上穴均取。常規消毒後，用七星針以腕力進行彈刺，刺時要求落針要穩、准，針尖與皮膚表面垂直。每分鐘叩刺70～90次，每穴叩刺約1分鐘，中等強度刺激，以局部明顯紅潤為度。於每次月經來潮前3日治療，每日1次，3次為一療程，共觀察3個療程（3個月）。

（3）說明：

上述兩種方法，第一種方法療效較為可靠，不僅有較明顯的近期療效，也有一定遠期效果，可作為首選之法。但本法操作較為複雜，對初學者來說，宜先用皮膚針法。另外，要求病人注意經期衛生，經期避免劇烈運動、受寒濕及消除精神緊張等因素。

⊕ 每日練習

針灸治療原發性痛經有哪些方法？

2

⊙ **乳腺增生病**

> 乳腺增生病，也稱乳房囊性增生病，中醫學中稱為乳癖。為婦女多發病之一，常見於25～40歲。它的主要臨床特點是：乳房出現多發性腫塊，但外表未見異常，乳房腫痛。這些症狀在月經前期往往加重。

（1）**體針法**

①取穴：

常用穴分兩組。①屋翳（在胸部，當第二肋間隙，距前正中線4寸處）、足三里、膻中、合谷；②天宗、肩井、肝俞、乳根（乳頭直下，乳房根部，第五肋間隙取穴）。備用穴為肝鬱加期門、太沖；沖任失調加脾俞、三陰交。

②操作：

每次取一組常用穴，交替輪用，據症酌加備用穴。屋翳穴呈25°進針，向外刺入1.5寸，膻中穴向下平刺1.5寸，肩井穴針尖向前平刺1寸，天宗穴針尖呈25°向外下方刺入1.5寸，均以得氣為度。其他穴位按常規刺法。獲得針感後，用提插結合小捻轉手法，肝鬱者用瀉法，沖任失調者用平補平瀉法。留針20～30分鐘，留針期間，以同一手法行針2次，每日或隔日1次，10～14次為一療程，療程間隔3～5日。月經期一般停針。

（2）**耳針法**

①取穴：

常用穴為乳腺（對耳輪部，與屏上切跡同一水平處下方）、內分泌。

備用穴為小葉增生加神門（耳穴）、囊性增生加乳根（體穴）。

②操作：

常用穴均取、備用穴據症而加。病變在一側者，針單側耳，二耳交替；病變在雙側者，兩耳均取。耳穴探得敏感點後，即速刺入，待有脹痛等得氣感後留針。體穴乳根，宜取與胸壁平行，向上或向外上針刺，得氣後，大幅度撚轉0.5～1分鐘，留針。留針時間：耳穴為2～3小時，體穴為20～30分鐘。每日針1次，10次為一療程，療程間隔3～5日。

（3）說明：

上述兩法之中，第一法即體針法是多年經驗的總結，近期有較好的治療效果，也有一定的遠期療效。因此，本法可作為首選之法。效果也較明顯，且更方便安全，適合初學者選擇。

⊙ **子宮脫垂**

> 子宮脫垂是子宮從正常位置下降的一種疾病，在中醫學中稱為陰挺。主要臨床症狀為：自覺會陰處墜脹感，陰道有塊狀物脫出，常伴腰痠、腹部下墜、小便困難等。脫垂程度則可分為三度。針灸治療本病的主要對象是Ⅰ度（子宮下降，但仍在陰道內）和Ⅱ度（子宮頸和部分子宮體露出陰道口外）脫垂者。

（1）體針法

①取穴：

常用穴為子宮、氣海、關元、百會。備用穴為足三里、腎俞、太溪、脾俞。

②操作：

常用穴均取，酌加備用穴2個。子宮、氣海穴向恥骨聯合方向斜刺，進針1.5～2寸，關元直刺1.5寸左右。得氣後，用捻轉之法，當病人自覺陰道或子宮有上提感時，即囑其收小腹，深吸氣，醫者隨即把運針之大拇指

向前一推，以增強針感，促使子宮上提。足三里、太溪，針尖微向上刺，背部穴宜向脊椎方向斜刺，以得氣為度。百會穴用艾條作雀啄法熏灸15～20分鐘。留針2～3小時（背部穴不留針），病情輕、病程短者，留針1～2小時。每日或隔日1次。10次為一療程，療程間隔7日。

（2）耳針法

①取穴：

常用穴為腰骶椎（對耳輪體部上2/5處，對耳輪上、下腳分叉處下方）、內生殖器、皮質下、肝、脾。備用穴為交感、口。

②操作：

常用穴每次取2～4穴，療效不明顯時加備用穴。探得敏感點後，以28號5分毫針直刺，雙側均針。有脹痛等得氣感時，再反覆撚轉半分鐘。並通以電針儀，斷續波，強度以病人可耐受為度，留針15～20分鐘。每日1次，7～10次為一療程，療程間隔3～5日。

（3）說明：

今天介紹的兩種方法，體針法適用於Ⅰ度和Ⅱ度子宮下垂者，其手法關鍵在於，針腹部穴時，應使病人有陰道或子宮上提感，一般可採用撚轉手法來獲得。耳針法則僅適用於Ⅰ度子宮下垂者。如效果不顯者，可改用體針法。應該注意的是，子宮脫垂併發感染者，應先控制感染，然後再針刺；而對有嚴重腹水、門靜脈高壓、下腹部患惡性腫瘤者，則不宜針刺。

⊕ 每日練習

1．詳述乳腺增生病用體針法的取穴與操作。

2．子宮下垂針刺手法的關鍵和注意事項是什麼？

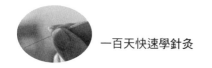

$\underset{=}{3}$

⊙ 胎位不正

> 胎位不正是指妊娠28周後，胎兒在子宮體內的位置不正而言。常見於經產婦或腹壁鬆弛的孕婦。臨床上多無自覺症狀，經產前檢查才能明確診斷。一般有枕後位、臀位、橫位、斜位等，如不糾正，常可造成難產。糾正胎位不正，中醫學稱為轉胎。

（1）艾灸法

①取穴：

常用穴為至陰。備用穴為隱白、三陰交。

②操作：

一般僅取雙側至陰穴，如效果不明顯可酌加或改用1～2個備用穴。用艾捲2支（長30公分，直徑1.2公分），點燃後，術者雙手執住分別在兩側穴位行溫和灸，艾火距穴位2～3公分，以不產生灼痛而有明顯的溫熱感為度。每次施灸10～15分鐘，每日灸治1次，連續4次為一療程。施灸時，孕婦可取坐位，腳踏凳上，並解開褲帶；亦可取仰臥位，兩腿伸直。灸畢，囑孕婦灸治的當天晚上睡眠時解開腰帶。接受灸治之後，每日複診，胎位轉正之後，立即停灸，但仍需繼續複查。

（2）耳針法

①取穴：

常用穴為內生殖器、交感、皮質下。

備用穴為肝、脾、腎。

②操作：

常用穴均取，酌加備用穴。用針灸針的針尾，在上述穴區尋得敏感點，消毒後，用王不留行籽貼壓。囑病人每日自行按壓3次，每次5分鐘，

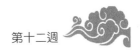

每日換貼1次，每次一側耳，兩耳交替，4日為一療程，可連用1～4療程。

◆ 說明

上述兩法中，以第一法應用最多。曾觀察3282例，結果2842例得到糾正，440例失敗，多在一個療程（4次）內成功。發現以橫位轉胎成功率最高，臀位次之，足位最差。耳壓法，也是一種安全簡便的方法，曾與採用傳統的膝胸臥位矯正胎位作過比較，發現轉胎成功率明顯以耳壓組為高。

⊕ 每日練習

胎位不正的針灸治療應首選何法？

4

二十四、兒科病症

⊙ 流行性腮腺炎

流行性腮腺炎是腮腺病毒引起的小兒常見的急性傳染病。臨床上以腮腺腫大和疼痛為主要特徵。通常先起於一側，接著另一側也發病。也有單側發病的。本病起病較急，有發熱、輕度不適、食慾減退及頭痛、嘔吐等症狀。本病在中醫學中稱為痄腮，針灸不僅有明顯的治療效果，而且也有較好的預防本病的作用。

（1）體針法

①取穴：

常用穴為翳風、頰車、少商、合谷。備用穴為列缺、豐隆、解溪、聽

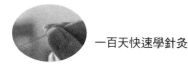

會。

②操作：

常用穴為主，效果不明顯時加備用穴。少商穴以細三稜針點刺出血，其餘穴位進針得氣後，採用疾徐補瀉手法。方法為： 先快速進針至一定深度，得氣，慢慢提插捻轉，分層退針用較強的刺激，反覆運針數次，促使面部穴位（只取患側穴）的針感向腫脹的腮腺部放射，然後留針30～60分鐘，其間行針2～3次。每日針1～2次，不計療程，以癒為度。

（2）燈火灸法

①取穴：

常用穴為角孫，備用穴為列缺。

②操作：

一般僅選角孫，如效果不顯著改取列缺，均取患側穴。可先剪去角孫穴區頭髮，面積約5分硬幣大小，用7～10公分長的燈芯草，蘸少量菜籽油或豆油點燃，迅速用其點灼穴位皮膚，一點即起，當燈芯草油火接觸皮膚時，就會發出「啪」的響聲，施灸後穴處可出現綠豆大白皰，囑患兒勿抓破，讓其自行消退，一般1次即可。如效果不明顯時，可以同樣方法點灼列缺穴。如無燈芯草，可用火柴棒劃燃後呈垂直方向迅速按灸角孫穴，火灸後皮膚發紅或呈白色，不必處理。

（3）說明：

流行性腮腺炎的臨床治療方法非常之多，上面僅介紹兩種具有代表性的方法。體針法，是流行性腮腺炎的主要針灸法，療效可靠。燈火灸法，是一種傳統的治療方法，清代的兒科醫家十分推崇此法。近些年來，臨床上發現治療流行性腮腺炎確有十分明顯的療效，只是用油火點灼，有些患兒會發生恐懼，因此宜先做解釋。

⊕ 每日練習

試述流行性腮腺炎燈火灸的操作方法。

5

⊙ 小兒腦癱

　　這裡所說的小兒腦病，主要指各種因腦炎或其他因素所造成的腦病防治不及時出現的後遺症狀。臨床上可以表現為：①智能障礙：程度不等，包括白癡、癡愚、魯鈍三種；② 肢體癱瘓：可分中樞性癱瘓（單肢或多肢體痙攣性癱瘓）和錐體外系癱瘓（共濟失調、步態不穩、快慢動作變換不均）；③其他症狀：失語、視覺或聽覺喪失或減退等。

（1）體針法

①取穴：

　　常用穴為四神針（百會穴前後左右旁開1.5寸，共四針）、智三針（髮際上0.5寸的神庭穴，及其左右旁開各3寸的兩側本神穴，共三針）。備用穴：好動者加太沖、合谷、內關、湧泉；喜靜者加風府、通里；運動障礙加曲池、肩 、外關、環跳、陽陵泉、懸鐘。

②操作：

　　常用穴均取，備用穴據症而加。用30號1.5寸毫針，頭部穴平刺進針1寸左右，四肢直刺至常規深度，得氣後留針30分鐘。間隔10分鐘捻轉行針1次。前20天每日針刺1次，以後隔日1次，全療程4個月。

（2）腧穴注射法

①取穴：常用穴分3組。

A.風府、腎俞；

B.風池、足三里；

C.大椎、內關。

備用穴有6組：

A.上肢癱瘓：肩 、肩 、曲池、外關、尺澤、合谷；

B.下肢癱瘓：環跳、殷門、委中、陽陵泉、血海、崑崙、解溪；

C.吞咽咀嚼困難：上廉泉、合谷、頰車、翳風；

D.語言障礙：廉泉、通里；

E.視力障礙：承泣、球後；

F.聽力障礙：耳門、翳風。

②操作：

藥液用乙醯谷醯胺注射液、腦復康注射液，維生素B1注射液；眼部用維生素B12注射液。任取一種。按一般穴位注射要求，每穴注入0.3～2毫升不等，藥量據病情需要、注射部位、藥物的性質與濃度而定。頭面及肌肉淺薄處藥量宜少，四肢及腰背部肌肉豐厚處可多。隔日1次，10次為一療程，療程間隔7～10日。一般需3個療程以上。

（3）說明：

上文介紹的兩種方法是目前治療小兒腦癱的有代表性的效方。第一種方法主要用於治療弱智兒童，第二種方法用於治療癱瘓及其他一些症狀的患兒，以腦炎後遺症為佳。除此之外，尚有其他體針法、頭針法等，略而不論。

⊙ 遺尿症

> 遺尿，俗稱尿床，是指3週歲以上的小兒，睡眠中小便自遺，到醒後才知道的一種疾病。重的每夜可遺尿1～2次甚至更多，它的特點是膀胱一次排空。中醫學稱本病為遺溺或尿床。

（1）體針法

①取穴：

常用穴為關元（或曲骨）、三陰交。備用穴為百會、睛明、夜尿點

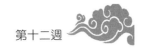

（手針穴，在掌面，當小指第二指關節橫紋中點）。

②操作：

常用穴關元、曲骨交替選用。如效果不明顯，加用或改用備用穴。每次一般不超過3穴。各穴操作如下。關元穴：直刺，深度0.5～1寸，反覆提插探尋，使針感到達外生殖器；曲骨穴：取28號毫針，先以15°向下斜刺，得氣後行刮針法（即以拇指甲輕刮針柄）20～30次，將針退至皮下，再分別向左右成35°刺入肌層，行同樣手法出針。三陰交：針尖略朝上進針，得氣後，行提插結合小捻轉法，力求針感向膝部放散；百會穴：向前平刺，進針0.5～1寸；夜尿點：直刺0.2～0.3寸；睛明：囑患兒閉目，以30～32號針刺入0.5～1寸，得氣後留針，不得提插捻轉。以上穴位均留針半小時，每隔5分鐘運針1次。睛明和夜尿點可用刮針法。每日1次，7～10次為一療程，療程間隔3～5日。

（2）耳針法

①取穴：

常用穴為腎、膀胱（腎與耳甲艇前上角之間）、脾、緣中。備用穴為肺、神門。

②操作：

常用穴為主，酌加備用穴，每次取3～5穴。開始5次可用毫針刺，選28號5分長的毫針，速刺入耳穴，以不穿透耳軟骨為度，得氣後留針30分鐘，每日1次。第六次開始，以王不留行籽貼壓，用手按壓1～2分鐘，使患兒感到脹痛即可。每次一側穴，兩耳交替。囑患兒每日自行按壓2次，另加睡前1次，每次按壓5分鐘。每週換貼2次，5次為一個療程。

（3）腕踝針法

①取穴：

下1、下6。

②操作：

二穴均選30號2寸毫針，以30°斜刺進穴點後，即將針放平，使針體基

本上保持與表皮平行，緩緩向上送針1.5寸，患兒應無疼痛和得氣感，雙側均針，留針30分鐘。每日1次，10次為一療程，療程間隔5日。

（4）說明：

小兒遺尿症的刺灸方法極多，這裡介紹的三種方法中，體針法是目前各種針刺法在取穴和刺法上的精華。由於針刺治療的個體之間差異較大，可根據獲效的情況，重點選擇某幾個穴位針刺。耳針法和腕踝針法，主要供初學者應用或適用於恐懼腹部針刺的患兒。

⊕ 每日練習

1‧小兒腦癱的兩種穴位刺激法所治物件各有什麼重點？

2‧試述遺尿症體針法的操作。

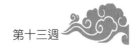

・第十三週

$$1$$

二十五、眼耳鼻咽喉口腔科病症

⊙ 乾眼症

> 乾眼症又稱角膜乾燥症，臨床表現為眼睛乾澀、灼燒、痛癢、畏光、眼疲勞、異物感、視力波動或視力模糊，甚至於溢淚等，情況嚴重可使視力嚴重下降甚至失明。隨著電腦普及和生活方式、習慣的變化，乾眼症發病率逐年升高，而且呈現低齡化發展趨勢。乾眼症歸屬中醫「白澀症」的範疇。

（1）電針法

①取穴：

常用穴為上睛明、下睛明、瞳子 、攢竹、風池、合谷。備用穴為三陰交、太溪、太沖。

②操作：

常用穴均取，備用穴酌加。風池穴用30號1.5寸毫針，針尖向同側目內眥方向進針，經反覆提插捻轉至有針感向前額或眼區放射。餘穴均用32號1寸毫針，上睛明、下睛明穴垂直緩慢進針至眼球出現明顯痠脹感為度，不捻轉，握住針柄守氣1分鐘。瞳子 穴先直刺0.8寸，略作捻轉提插，至有明顯痠脹感後，運針0.5分鐘，再向耳尖方向平刺入0.7～0.8寸，找到針感後留針。攢竹穴向上睛明穴透刺，針深0.8寸。其他穴位針刺得氣即

可。針刺得氣後，分別將兩側瞳子 、攢竹為一對，接通G6805電針儀，用連續波，頻率15赫茲，強度以患者可耐受為度，留針20分鐘。每星期3次，治療1個月，總共12次為一療程。

（2）艾灸法

①取穴：

常用穴為攢竹、魚腰、瞳子 、太陽、四白、睛明。備用穴為耳門、翳風、合谷。

②操作：

應用雷火灸條（主要藥物成分包括艾葉、桂枝、降香、白芷、丹參、青葙子、菊花、決明子等明目養血中藥）。

重點薰灸常用穴，即眼周穴位。先囑患者取坐位，頭直立。先迴旋灸額頭，艾條燃端距前額2～3公分，左右往復2～3分鐘，直至額頭皮膚微紅為度；患者閉目，分別對雙目進行順時針方向旋轉灸，艾條距穴位1～2公分，每隻眼灸2～3分鐘；然後艾條由遠及近，分別對雙眼的眼周諸穴進行雀啄灸，艾條近至患者感覺微燙時停留1～2秒後再移開，醫生同時按摩穴位，每隻眼灸4～5分鐘；患者再睜開眼，艾條圍繞雙眼做迴旋灸，眼球隨艾條轉動，順時針及逆時針方向各5～8次，共灸1～2分鐘；最後迴旋灸備用穴，即雙耳耳廓，並對耳門、翳風、耳垂及雙手合谷穴進行雀啄灸。艾條近至患者感覺微燙時停留1～2秒後再移開。同時醫生按摩穴位，每穴反覆此動作3～4次，以皮膚發熱微紅為度，共灸1～3分鐘。整個灸療過程約20分鐘。每日1次，10次為一療程。療程間停治3天，一般需2個療程以上。

⊕ 每日練習

乾眼症電針法在眼區針刺時要注意什麼？

$$\underline{\underline{2}}$$

⊙ **青少年近視眼**

> 近視眼是一種最常見的屈光不正，裸眼遠視力差，眼睛容易疲勞，中度以上的近視者可以出現眼底改變等。針灸治療青少年近視眼，近期療效是確切的，但遠期效果尚不夠滿意。

（1）**皮膚針法**

①取穴：

常用穴分兩組。①正光1（眶上緣外3/4與內1/4交界處）、正光2（眶上緣外1/4與內3/4交界處）；②睛明、承泣。備用穴為風池、內關、大椎。

②操作：

常用穴以第1組為主，如效不顯改用第2組，亦可以交替輪用。備用穴酌取1～3穴。正光1和正光2穴區0.5～1.2公分範圍內以皮膚針均勻叩打50～100下，局部潮紅為度；睛明、承泣穴，每穴叩打2分鐘左右。備用穴叩打法同正光穴。每日或隔日1次。10～15次為一療程。療程間隔半月左右。

（2）**耳針法**

①取穴：

常用穴為眼、肝、腎、近視（位於耳甲腔口穴外側）。備用穴為目1、目2（耳垂正面，屏間切跡前下方為目1、後下方為目2）、神門、心。

②操作：

常用穴每次取3穴，備用穴則將王不留行籽或磁珠（380高斯）用膠布貼壓所測的穴區敏感點上。應在耳廓內外對貼，以加強刺激。病人每日自行按壓3～4次，每穴1分鐘。每次貼一側耳，如貼壓雙側，則應將治療的耳穴數減少為3穴，以便於輪替。每週換貼1次，4次為一療程，療程間隔1周。

（3）說明：

上面介紹的兩種治療近視眼的刺灸法較為簡便安全並易為青少年病人所接受。有效率以皮膚針最好，耳針法較差，前法可作為首選之法。針灸不僅對單純性近視有效，對病理性近視也有一定效果。療效的好壞，與療前視力有關，治療前視力好者，效果也較好。年齡愈小，治癒傾向愈大，以10歲以下病人最為顯著。但尚需近視者加強視力的保護，否則影響遠期效果。

⊙ **麥粒腫**

> 麥粒腫，是指瞼板腺或睫毛毛囊周圍的皮脂腺受葡萄球菌感染所引起的急性化膿性炎症。本病俗稱長針眼。

（1）**耳針法**

①取穴：

分兩組。①耳尖；②耳甲艇、耳甲腔。

②操作：

每次取1組，也可單用1組，也可兩組交替。耳尖穴刺法：選患側，嚴格消毒後，左手捏起耳尖皮膚，右手以小號三稜針速刺入穴內，深約5分，半捻轉3次即出針，隨之擠出血8～10滴，再用消毒乾棉球壓迫止血。第二組穴，上眼瞼患病，取患側耳甲艇；下眼瞼患病，取患側耳甲腔。若上下同發，以較重者為主，雙眼同發取兩側穴位。嚴格消毒後，用26號1寸毫針或細三稜針，迅速在穴區點刺3～5下，注意不可刺穿軟骨。各穴點

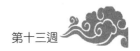

出血少許，如不出血，可用手擠出少量。每日1次，一般只針3次。

（2）挑刺法

①取穴：

肩胛間區。

②操作：

在肩胛間區尋找反應點。令病人跨坐在椅子上，面向椅背，曝露背部。反應點多為隆起如粟粒狀之丘疹，或呈卵圓形散在數個，但不高出皮膚，直徑略大。如找不到，取膏肓穴。常規消毒後，以三稜針垂直刺入0.1～0.3公分，挑破皮膚。要求速刺快退，以出血為度，點刺後不按揉針孔，使其出血，並可輕輕按壓點刺部位附近肌膚，排除瘀血0.2～0.3毫升。以消毒乾棉球擦乾，一般只挑刺患側反應點，即左眼病挑刺左側，右眼病挑刺右側。每日1次，不計療程。

（3）說明：

麥粒腫的穴位刺激方法頗多，除上述外，尚有腧穴鐳射照射、腕踝針、腧穴敷貼、燈火灸、耳穴埋針等法。這裡介紹的是最常用的兩種方法，其實均為刺血之法，不過一為耳穴、一為體穴。應用時可任選一種。

⊕ 每日練習

1．簡述針灸治療青少年近視眼的四種常用方法。

2．你將選擇哪一種穴位刺激法治療麥粒腫？

3

⊙ 美尼爾氏綜合症

> 美尼爾氏綜合症，是耳內淋巴積水所致的一種內耳病變。它的臨床表現為突然發作的眩暈，眩暈時可感到四周景物或自身在旋轉或搖晃。常伴有噁心嘔吐、面色蒼白、出汗以及耳鳴、聽力減退、眼球震顫等。本病可歸屬中醫學「眩暈」的範疇。

（1）艾灸法

①取穴：

常用穴為百會，備用穴為足三里。

②操作：

準備好艾絨、竹質壓舌板、彎剪、線香、凡士林、火柴、甲紫藥水。取准百會穴，左耳鳴可偏左半公分，右耳鳴偏右半公分，用甲紫作標記，剪去約1公分見方的頭髮，曝露穴位，抹少許凡士林。囑病人低坐矮凳，醫者坐在其正後方較高位置，取黃豆大上尖下圓的錐形艾柱。首次兩壯合併放在百會穴上，用線香點燃，當燃至一半，或至病人三極（病人感覺灼痛，向醫者訴痛，稱一極）時，即用壓舌板將其壓滅，留下殘絨，以後一壯接一壯加在前次殘絨上，每個艾炷均燃至無煙（此刻最熱）壓滅，燃完一壯壓一壯，壓力由輕到重，每次壓灸25～50壯，使病人自覺有熱力從頭皮滲入腦內的舒適感。施灸後，即針足三里，以提插瀉法，留針15分鐘。灸後囑病人半月內不洗頭，形成灸瘡，要注意灸瘡清潔，不須特殊處理，多在1個月左右全癒。

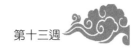

（2）體針法

　①取穴：

　常用穴為太沖、合谷、內關、足三里、三陰交。備用穴為百會、豐隆、聽宮、列缺。

　②操作：

　常用穴為主，每次取3～4穴，如不能止暈，酌加備用穴。均宜深刺，得氣後，採用捻轉結合提插之法，持續運針1～2分鐘。留針30分鐘，如眩暈仍未能控制，可繼續留針，每隔5～10分鐘運針1次，每日針1～2次。10次為一療程。

　（3）說明：

　今天介紹的兩種方法，其中艾灸法是多年總結出來的一種有效方法，儘管操作較為費事，但仍可作為首選的方法。體針法療效亦可。

⊙ 急性化膿性中耳炎

　　本病系細菌進入中耳所致的急性化膿性感染。其臨床表現，初期為耳內脹痛、灼痛或刺痛，並放射至枕、顳部；如鼓膜積膿及穿孔前可伴有發熱、食欲減退等；重者有嘔吐，甚至抽風等中毒症狀。針灸的作用不僅在於解除劇烈的耳部疼痛，而且對抑制鼓室內炎性分泌物分泌和促進吸收，都有著明顯的影響。

　（1）艾灸法

　①取穴：

　翳風。

　②操作：

　用艾條懸灸法。施灸之前，先用消毒棉簽蘸雙氧水將外耳道拭淨。然後點燃艾條，在距翳風（患側）皮膚約3公分高度處，以雀啄法熏灸，直灸至穴區皮膚潮紅，按之有烙熱感即止，時間一般1分鐘左右。灸畢放入

引流條，以利膿液排出，每日1次，5次為一療程。

（2）體針法

①取穴：

常用穴為聽會、翳風、丘墟、外關。備用穴為曲池、足三里、合谷、耳門、太溪。

2）操作：

常用穴為主，如發熱、疼痛不能控制，可酌配備用穴。每次取3～4穴，局部穴位取患側，遠端穴位取對側或雙側。均採取捻轉加提插法，中強刺激，留針20～50分鐘，其間行針2～3次。急性期每日1次，緩解期隔日1次，7～10次為一療程，療程間隔5日。

（3）說明：

上面介紹的兩種穴位刺激法，是臨床上常用的方法。艾灸法方法簡單，療效明顯，可以作為首先選擇的方法。體針法的效果也較確切，適用於急性期或慢性中耳炎急性發作者。在治療期間，給予易於消化的飲食，多飲水，高熱者要臥床休息。如果針灸治療症狀不減、頭痛加劇者，應轉眼科和耳鼻咽喉科手術治療。

⊕ 每日練習

1．如何用艾灸法治療內耳性眩暈？

2．請簡要複述一下治療急性化膿性中耳炎的兩種穴位刺激法。

4

⊙ **過敏性鼻炎**

> 過敏性鼻炎是一種變態反應性疾病，故又稱變態反應性鼻炎，以發作性鼻癢、鼻塞、噴嚏、流清水樣鼻涕及鼻黏膜水腫、蒼白、鼻甲腫大等為主要臨床表現。

（1）腧穴敷貼法

①取穴：

分三組。①大杼（第一胸椎棘突下旁開1寸處）、膏肓；②風門、脾俞；③肺俞、腎俞。

②操作：

灸藥製備：按白芥子50%、細辛30%、甘遂20%的比例稱取藥物。共研細末，用鮮生薑汁調和，分做成直徑1公分大小的藥餅應用。於每年初伏、二伏、三伏天進行治療。貼敷時，先將人工麝香少許撒於藥餅面上，用4平方公分大小的膠布，將藥餅貼於穴位上，可敷貼1～3小時，如病人感覺灼熱難忍，宜提前將藥餅除去。小兒貼藥半小時即可。部分病人貼藥後出現水皰，可塗以甲紫藥水，並蓋上消毒敷料。上述三組穴，輪流選用，3次為一療程，每年完成一療程。孕婦慎用本法。

（2）針灸法

①取穴：

常用穴為印堂、鼻通（鼻骨下凹陷中，鼻唇溝上端盡處）。備用穴為百會、迎香、合谷、風池。

②操作：

常用穴為主，酌加備用穴1～2個。印堂穴用30號1.5寸針，以提捏法進針，刺入2分，得氣後針尖向下，沿皮下慢慢刺入1寸，用捻轉結合提插，使針感到達鼻準頭，內及鼻腔。鼻通穴，以30號1寸毫針，先刺入2分，得氣後針尖朝印堂方向沿皮斜刺，至鼻腔感覺發脹為宜。留針20分鐘，每隔5分鐘行針1次。百會穴用艾條作雀啄灸，灸15～20分鐘。備用穴得氣後，施提插法，接通電針儀，連續波，強度以病人可耐受為宜。持續30分鐘。上述方法，針刺每日1次，灸療每日可2次。10日為一療程。

（3）說明：

過敏性鼻炎應用的穴位刺激法相當之多，包括指針、腧穴鐳射照射、艾灸法、腧穴敷貼法、耳穴壓丸、耳針法、體針法等，療效大致相似，這裡介紹的兩種方法，是臨床上比較常用的療法。其中腧穴敷貼法，方法簡單安全，有效率尚可，但痊癒率較低。針灸法操作雖比較複雜，但臨床痊癒率較高。

⊙ **急性扁桃體炎**

急性扁桃體炎是咽部淋巴組織的急性感染，病變以扁桃體最為顯著。其臨床表現為起病急驟，惡寒發熱（可達到38～40℃），咽痛，扁桃體充血腫大，上有黃白色滲出物，並伴有全身痠痛、乏力、頭痛及白細胞增高等。本病與中醫學中的風熱乳蛾相當。

（1）體針法

①取穴：

常用穴為頰車、合谷、少商。備用穴為天柱、魚際。

②操作：

常用穴為主，酌配備用穴。每次選穴3個。頭面部僅取患側，四肢針雙側。少商、魚際以三稜針點刺出血，餘穴行提插加捻轉法，用強刺激。留針15～20分鐘，小兒可不留針。每日1～2次，不計療程，以癒為期。

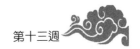

（2）燈火灸法

①取穴：

角孫。

②操作：

將角孫穴（患側）處的頭髮自然分開，曝露出皮膚。取一纏線之燈芯草，一端浸入食油約2公分長，點燃後迅速燒灼穴位處皮膚，一觸即起，此時可聞得「啪」的聲響，火灸部位即呈微紅，不必進行處理。燈火灸穴位1次即可，個別效果不滿意者，次日可再做1次。

（3）說明：

上面所介紹的兩種方法，體針法是最為常用的一種，融合了毫針刺和刺血兩法。燈火灸法來自民間，較為簡便，可選擇使用。應該指出的是，針灸治療可以迅速消除急性扁桃體炎病人的症狀，但咽部細菌培養仍可能是陽性，所以認為它的作用機制可能在於透過經絡、神經、體液等途徑，激發和調整機體內部的抗病能力，從而達到治療目的。

⊕ 每日練習

1．過敏性鼻炎刺灸法有何特點？

2．急性扁桃體炎的體針法有何特點，如何運用？

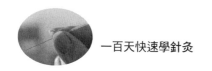
5

⊙ 急性牙痛

牙痛，是由齲病、牙髓炎、根尖周圍炎及冠周炎等引起的一個共同症狀。當急性發作時，疼痛十分劇烈。其中，急性牙髓炎表現為間歇性的陣痛，夜間加重，病人不能明確指出患牙；急性根尖周圍炎則為持續性疼痛，患牙的位置病人能正確指出；急性冠周炎有明顯的牙齦紅腫。

（1）體針法

①取穴：

常用穴分為兩組。

A.沖陽（足背最高處，當第二、第三蹠骨後，伸趾長肌腱內側）、頰車；

B.合谷、下關。備用穴為太陽、崑崙、內庭。

②操作：

常用穴為主，上牙痛針第一組，下牙痛針第二組；止痛不理想時加配備用穴。頰車、下關直刺、深刺，使針感向齒根傳導。太陽穴以45°向齒根緩慢捻轉進針，深至1.5～1.8寸；合谷、內庭、沖陽，針尖向上，用提插探尋的方法，盡量使針感向病痛的方向傳導。崑崙穴，針尖斜向內踝前緣刺入，深3～5分。上述穴位得氣或出現感傳後，均採取捻轉結合提插法運針2～3分鐘。捻轉頻率100～140次/分，角度150°～180°，提插幅度0.5公分，強度以病人能耐受為宜。然後留針20～40分鐘，每5～10分鐘運針1次，每日1～2次。

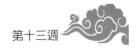

（2）耳針法

①取穴：

常用穴為屏尖、面頰。備用穴為神門、口。

②操作：

一般僅取1～2個常用穴，如效不顯時，酌加備用穴。找到敏感點後，用5分長28號毫針刺入，反覆捻轉，強刺激，留針30分鐘，其間可刺激2～3次，每次運針1～2分鐘。每日1～2次。如疼痛反覆發作者，可在一側耳穴採用撳針行埋針法。埋針時注意耳穴的嚴格消毒。

（3）說明：

針灸治療牙痛的穴位刺激法很多，這裡僅介紹臨床上最常用的兩種方法。在治療牙痛時，盡量激發得氣感應十分重要，激發的關鍵在於，首先是針尖朝向病痛方向，其次是用提插法向不同部位仔細探尋，一旦出現上傳針感，即用捻轉加小提插手法，保持和激發針感的傳導。

⊕ 每日練習

簡述針灸治療急性牙痛的兩種常用方法。

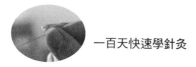

・第十四週

二十六、皮膚科病症及其他

⊙ **蕁麻疹**

> 　蕁麻疹是一種變態反應性皮膚病。它的臨床表現為皮膚突然出現浮腫性風團，呈淡紅色或白色，大小不一，伴有瘙癢或燒灼感。風團的發生和消褪都較快。部分病人可有發熱、噁心嘔吐以及腹痛等全身症狀。本病多為急性，但可反覆發作。也有遷延數年甚至數十年的慢性病例。中醫學中將本病稱為癮疹。

（1）體針法

①取穴：

常用穴為曲池、血海、三陰交、大腸俞。備用穴為後溪、委中、尺澤、大椎透至陽。

②操作：

選取2～3個常用穴，反覆發作者，可配透穴，一般配1個備用穴。進針得氣後，用提插或捻轉瀉法，強刺激，運針1～2分鐘，留針20分鐘，其間可反覆行針2～3次。透穴，用28號4～5寸針，宜分別自大椎和至陽穴向兩穴的中間透刺，應沿皮下刺，據症情留針1～2小時。後溪、委中、尺澤，均用三稜針點刺出血。每日或隔日1次。

（2）拔罐法

①取穴：

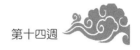

神闕。

②操作：

病人仰臥，用閃火法或真空抽吸罐吸拔神闕即肚臍，3～5分鐘後取罐，稍候片刻，再拔，再取。如此連續數次，直到局部皮膚潮紅或出現瘀斑。每日1次。

（3）說明：

體針法是目前臨床上最常用的方法，適宜於急慢性蕁麻疹，而以急性者療效為佳。大椎和至陽對透時，注意一定要使針貼著皮下透，各進針4寸左右。拔罐是近年流行的一種治療方法，主要用於新發作的急性蕁麻疹，對反覆發作的或慢性蕁麻疹病人，要配合體針法。

⊕ 每日練習

針灸治療慢性蕁麻疹應如何操作？

$\underline{\underline{2}}$

⊙ 帶狀皰疹

帶狀皰疹是病毒引起的一種急性炎症性皮膚病，同時累及皮膚和神經。其臨床表現為：　發病突然或患部先有灼熱感，初起為不規則的片狀紅斑，迅速形成群集性綠豆到黃豆大小的丘疹和發亮的水皰，基底發紅，排列成帶狀。各群之間的皮膚正常。皮損絕大多數發生在單側，以胸腹腰部的肋間神經分布區多見，其次為面部的三叉神經分布區。常伴有神經痛，嚴重者可發熱。中醫學稱本病為「纏腰火丹」，針灸常可控制劇烈的神經痛，而且能促進水皰乾枯、紅斑消褪。

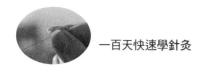
（1）體針法

①取穴：

常用穴為阿是穴（指皮損四周，離皰疹0.5～1寸處）、夾脊、支溝、陽陵泉。備用穴有2組。①腰以下病灶：曲池、合谷、外關；②腰以上病灶：三陰交、太沖、血海。

②操作：

僅取常用穴，療效不明顯時酌加1～2個備用穴。阿是穴針法：以1.5～2寸毫針，呈25°朝皰疹方向斜刺，按皮損範圍，在周圍進針4～8枚，略加提插捻轉，有輕度得氣感即可。夾脊穴：一般取與皮損相應的神經節段的夾脊穴，略斜向脊柱深刺，使針感循神經分布路線傳導。其餘穴位，針刺得氣後，可用提插捻轉瀉法。留針20～30分鐘，5～10分鐘運針1次。

（2）腧穴鐳射照射法

①取穴：

常用穴分兩組。

①阿是穴（病灶區）；

②腰以上病灶：合谷、曲池；腰以下病灶：陽陵泉、俠溪（足背外側，當第4、5趾間，趾蹼緣後方赤白肉際處）。備用穴為支溝、太沖。

②操作：

應用波長為632.8納米的氦氖雷射器照射，輸出功率為28毫瓦，出口處功率為2～3毫瓦。凡皮損面積大，水皰多，感染為主而疼痛輕者，僅取常用穴第一組。採用鐳射散焦照射，照射距離為40～60毫米，照射密度為0.5～1毫瓦/平方公分，每處照射5～10分鐘。以疼痛為主，皮損面積較局限，僅有紅色丘疹或皮疹已結痂者，可取常用穴之第二組，以導光纖維直接照射。疼痛劇烈，可加備用穴，每穴分別照射5分鐘。如果皮損面積大而疼痛明顯者，宜兩組結合應用。每日治療1次，10次為一療程。

（3）說明：

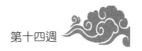

　　帶狀皰疹的穴位刺激法頗多。上述兩法，一為傳統的體針法，宜作為首選的方法。一為現代新應用的腧穴鐳射照射法，如有條件，此法亦佳。另外，尚有耳針、穴位注射、皮膚針、艾灸及火針等法。針灸治療本病的顯著特點是，首先止痛，隨著控制皮損的發展，水皰乾癟結痂需1周左右。

⊕ 每日練習
帶狀皰疹的取穴和操作特點是什麼？

3

⊙ 斑禿

　　斑禿，為一種頭部突然發生的局限性斑狀禿髮。以青年人多見。禿髮斑呈圓形、橢圓形，數目不等，大小不一，局部皮膚正常，無自覺症狀。中醫學中，斑禿屬於油風範疇，俗稱鬼剃頭。

（1）皮膚針法
①取穴：
　　常用穴為阿是穴（脫髮區，下同）、陽性反應點（脊柱兩側，或者是觸之有條索狀、結節狀、泡狀軟性物的陽性反應物，或者是壓之有痠麻的陽性反應點）、風池。備用穴為太淵、內關、頸部、骶部、腰部。
②操作：
　　每次阿是穴和風池必取，配穴多取腰骶部。以陽性反應點為叩刺重

點。用七星針，首先密刺脫髮區，落針均勻，從脫髮區邊緣開始呈螺旋狀向中心繞刺，然後再從未脫髮區向脫髮區中心繞刺。接著叩刺風池穴，在穴區表面0.5～1公分直徑內密刺，自初期的20次左右漸增至40～50次，至皮膚發紅或微出血。其他穴位叩刺同風池穴。背部叩刺方法為：由後頸部直至尾　部叩打脊椎兩側和脊柱正中，反覆叩打數遍，並重點叩打陽性反應點。全部叩打完畢，為增強療效，可在脫髮區用新鮮老薑片揉擦，塗後局部應有微痛灼熱感。皮膚針治療，每日或隔日1次，15次為一療程。療程間隔5～7日。

（2）體針法

①取穴：

常用穴為百會、阿是穴、生髮穴（風池與風府連線的中點）、防老穴（百會後1寸）、健腦穴（風池下5分）。備用穴為翳明、太陽、風池、外關、天井。

②操作：

每次選2～3個常用穴，阿是穴必取，餘穴可輪用。療效不顯時，酌加備用穴，阿是穴以30號1～1.5寸毫針從四周向脫髮中心平刺，防老穴針尖斜向前方，針柄頭部與病人頭皮平行，沿皮進針1分，針感較大；健腦穴針尖斜向下方，進針2分，此穴在頭皮裡外處，要恰到好處，過淺過深，都影響療效。風池穴針尖斜向下方刺入1.0～1.5寸，以得氣為度。餘穴進針得氣後留針。留針時間均為15～20分鐘。每日針1次，10次為一療程。

（3）說明：

上面介紹的兩種方法，在臨床上應用較多且療效確切的是皮膚針法，所用的主要穴位多為近幾年發現的新穴，如果取穴準確，手法適當，也有較好的效果。除此之外，鐳射穴位照射病灶區，對單個斑禿有效。脫髮區穴位注射、委中穴刺血等，均有一定療效。

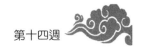

⊙ 黃褐斑

黃褐斑，又名肝斑，為顏面部出現的局限性淡褐色或褐色皮膚改變，以分布在面頰及前額部多見。往往發生在婦女分娩前後，也是一種影響美容的皮膚病。中醫學中把本病稱作「面塵」。針灸治療本病，古籍中未見記載。現代，也是近20餘年的事。方法上以耳針為主，但也有應用體針或穴位注射，都有較好的效果。

◆治法

（1）耳針法

①取穴：

常用穴為熱點、癤腫穴（在耳背上方，折耳向前時，耳尖端的外下方）、皮質下。

備用穴為內分泌、脾、胃。

②操作：

採用耳穴刺血法。以常用穴為主，酌加備用穴。令病人端坐，嚴格消毒後，用三稜針刺破表皮0.1公分深，出血。以蘸有75%乙醇的棉球3個，擠乾後連續拭淨血跡，再用消毒乾棉球壓蓋刺孔，防止感染。每次只刺1穴，隔日刺血1次，穴位交替使用，15次為一療程，療程間隔7～10日。在用乙醇棉球拭擦耳血時，要輕輕活動外耳輪，避免用力擠壓，造成出血不暢。敷蓋刺孔的消毒乾棉球囑病人保持24小時不脫落，避免著水。刺孔癒合欠佳者，這一部位應避免放血。

（2）耳針+體針法

①取穴：

常用穴為腎、肝、脾、內分泌。

備用穴為前額區加陽白、顴頰區配頰車、四白，鼻梁配印堂、迎香，鼻唇周圍配地倉、承漿。

②操作：

常用穴均取，以5分長之28號毫針刺與貼壓王不留行籽相結合，即1

側耳穴針刺：在所測的敏感點快速刺入，不宜過深，有脹痛即可，留針20分鐘；另1側耳穴貼壓，隔日或隔2日1次，兩耳交替輪用。備用穴根據色素沉著部位選取。用30號1寸長的毫針，均採用自穴區向色素沉著部位平刺，得氣後，做小幅度捻轉輕刺激。耳針和體針均留針30分鐘，其間行針2～3次。亦可通以電針儀，連續波，頻率為90～120次/分。電針時間同上。耳穴取針後，應擠出血少量。體針亦為隔日或隔2日1次，與耳針同步。15次為一療程，療程間隔5～7日。

（3）說明

以上介紹的兩法，都是治療黃褐斑的有效方法。其中以耳穴刺血法，應用人數最多，療效也較為肯定，而且有較好的遠期效果。耳穴刺血對病程在1～6年，年齡在17～22歲效果為好，治療次數也較少。用耳體針法，療效也較滿意，特別是，不少病人在黃褐斑收到顯著效果的同時，月經病也取得好轉。

⊕ 每日練習

1·複述斑禿的兩種穴位刺激法。

2·黃褐斑應用耳穴刺血法的操作和適用範圍有何要求？

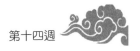

4

二十七、針灸保健

⊙ 戒菸

> 吸菸是一種不良的嗜好。據科學家測定，煙中含有尼古丁、煙焦油、苯並芘等百餘種有毒化合物，它與人類冠心病、高血壓病、慢性支氣管炎、肺氣腫等多種疾病的發病有關，並能提高多種惡性腫瘤的發生率。

（1）耳針法

①取穴：

常用穴為口、肺、神門。備用穴為皮質下、內分泌、腎上腺。

②操作：

一般僅取常用穴，效果不明顯時，可酌加1～2個備用穴。在雙側耳區探得敏感點後，以28～30號毫針速刺入穴位，至有脹痛感後，快速小幅度捻轉半分鐘，捻轉頻率為120次/分，至耳廓發熱、潮紅，留針15～20分鐘。隔日1次，10次為一療程。間隔3日，繼續下一療程。

（2）體針法

①取穴：

常用穴為甜味穴（翹起手拇指,在近腕部的拇指盡頭、二筋之間,有一凹陷深窩便是該穴）。備用穴為合谷、足三里。

②操作：

首取常用穴，如療效不佳，可改用或加用備用穴。甜味穴雙側均取，令戒菸者手背向上，找得壓痛點後以28號1寸針，垂直進針，刺入3毫米左右。進針時要求戒菸者吸氣後屏住呼吸，至進針完畢才呼氣，適當捻轉至有明顯痠脹感，留針15分鐘。以針後戒菸者覺雙手沉重為佳。備用穴，每次僅選1穴，也是雙側均取，以28號毫針刺入得氣後，反覆輕插重提，大幅度快頻率捻轉，持續1～2分鐘，以加強感應。然後接通電針儀，採用連續波，通電15分鐘，電流強度以能耐受為度。起針後，在針刺穴位上用麥粒形皮內針，沿皮下刺入約1公分，針身與經脈循行方向垂直，呈十字形，用膠布固定，留針1日。留針期間，囑戒菸者每日按壓埋針腧穴3～4次（或僅於煙癮發作時按壓），每次持續2～3分鐘。兩個備用穴可交替選用。每日1次，5次為一療程，如未戒斷，可間隔3～5日後繼續針刺。

（3）說明：

針灸戒菸的方法不下十數種，這裡選擇兩種。第一法經嚴格的對照觀察，發現不論主動要求戒菸的，還是毫無暗示的被動戒菸者，多數在耳針之後出現煙味改變，具有較好的近期效果和明顯的遠期效果，被動戒菸的遠期效果差一些。本法可作為首先選擇的方法。甜味穴是美國針灸醫生歐爾姆發現的戒菸效穴，經國內外醫家驗證，確有較好的效果。備用穴用穴少，但操作上較麻煩，主要用於菸癮大、菸齡長，或其他方法無效者。針灸後不少戒菸者反映，菸味會變辣、變烈或變淡無味及出現喉部不適等。

⊙ 競技綜合症

競技綜合症，是指競技（如考試、比賽）前或競技過程中所出現的一系列症狀，如心悸氣急，頭暈、煩躁、口乾、食欲不振，噁心嘔吐、腹痛腹瀉，或便秘、月經紊亂、視物模糊、雙手顫抖、智力減退、思維僵化、血壓上升，甚至精神變態、暈厥，乃至猝然死亡等。採用心理治療或在比賽考試前服用鎮靜類藥物等措施，效果

並不理想。近年來，中國的一些針灸工作者探索用針灸預防競技綜合症，特別是考場綜合症，取得了較為滿意的效果，並在一定程度上可提高考生的成績。

（1）耳針法
①取穴：

常用穴為心、神門、皮質下、脾。備用穴為交感、肝、胃、大腸、緣中、腎上腺。

②操作：

常用穴為主，如伴有某些症狀時，可據症酌加備用穴，如煩躁加肝、噁心嘔吐加胃、便秘腹瀉加大腸、智力減退加緣中等。用黃荊子（一種中藥）貼敷，或用王不留行籽或磁珠，令考試或比賽者自行按壓，每日3～5次，每次按壓10～20分鐘。另於睡前20分鐘常規按壓1次。

（2）體針法
①取穴：

百會。

②操作：

以30號1.5寸毫針，常規進針，平刺深達1.2寸，得氣後用輕度刺激行提插或捻轉的補法。一般在考試比賽前一日晚上針刺，於清晨起床前起針，留針8小時。午後比賽考試者，可在午前留針，留針約2小時。

（3）說明：

上述兩種方法主要用於預防競技綜合症中的考場綜合症。針灸較之藥物、推拿或其他療法更簡便經濟、不受時間和條件限制，不影響學生上課與複習。

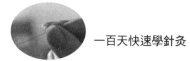

⊕ 每日練習

1．針灸戒菸你將選用何法？

2．你是否想到過防治競技綜合症的兩種穴位刺激法可以結合運用？

5

◎ 亞健康

　　亞健康是20世紀90年代提出的一個新的醫學概念，又被稱為慢性疲勞綜合症。指介於健康與疾病之間的一種非健康狀態，症狀具有時好時壞、時輕時重等特點。亞健康的症狀出現率較高的多達30餘種，以記憶力減退、失眠多夢、煩躁易怒、情緒不穩定、工作效率下降、易疲乏、胸悶氣短、肌肉痠痛等最為普遍。近年來，針灸在亞健康中的應用已越來越引起人們的關注，用得比較多的是電針法和灸法。

（1）電針法

①取穴：

常用穴為百會、印堂。備用穴為神門、三陰交、內關。

②操作：

常用穴每次均取，備用穴據症酌加。百會穴針尖向後、印堂穴針尖由上向下，平刺8分，用平補平瀉手法得氣（有脹重感）後，兩針柄分別接G6805型電針儀，連續波，頻率6～8赫茲，電量均以治療者感到舒適為宜。備用穴每次取兩穴，穴位交替使用。直刺後用平補平瀉手法，不用電

針，留針30分鐘。有條件者可配以鼻塞吸氧，隔日1次，15次為一療程。一般治療1～2個療程。

（2）艾灸法

①取穴：常用穴為大椎、命門、神闕。備用穴為足三里、關元。

②操作：一般只取常用穴，體質較虛弱者可加灸備用穴。用清艾條作溫和灸，先取俯臥位，灸背部穴，大椎、命門穴最好兩支艾條同時施灸，每次每穴灸15分鐘左右，以局部潮紅為宜，能出現循督脈經上通下達的灸感更佳。再取仰臥位，神闕穴可行隔鹽艾條灸15～20分鐘。備用穴灸法同大椎穴。隔日1次，或每週2次。

（3）說明：

電針法調理效果較好，多作為首選之法，一般情況下取穴宜少，單取常用穴即可。且多可於行電針治療過程中入睡，宜根據其睡眠時間適當延長留針時間。用灸法時要求施灸時間充分，以被治療者灸後自覺異常輕鬆為佳。注意避免艾火掉落燙傷。

⊙ 延緩衰老

> 中醫學認為：人類早衰與腎精虧耗，命門火衰，陽氣不足等有關，致氣虛血少，陰陽失衡，從而過早地出現齒搖髮落、眼花耳聾等老年徵候。針灸之法，具有扶助元陽，化生氣血，疏通經絡，平衡陰陽的作用。因此，古代醫家一直將其作為保健抗老，延年益壽的重要方式。

（1）艾灸法

①取穴：

神闕、足三里。

②操作：

每次均取神闕、雙側足三里穴用清艾條行溫和灸，每穴每次10分鐘，以局部紅潤為度。隔天施灸1次，2個月為一療程。

（2）針灸法

①取穴：

常用穴為足三里。備用穴為氣海、關元。

②操作：

　　每次取一常用穴，酌加一備用穴。每日或隔日針灸1次，足三里（雙側）用30號1.5寸毫針，快速刺入後，用輕刺激，以徐進針疾出針的徐疾補瀉之法反覆運針1分鐘。體弱者，針後再用艾條作雀啄灸3～5分鐘。關元、氣海可輪流選用，均用灸法，以艾條做迴旋灸3～5分鐘。以穴區局部潮紅為度。每日或隔日針灸1次，15～30次為一療程，療程間隔15日左右。

（3）說明：

　　延緩衰老以灸法為主。溫和灸適用於健康老人，延緩老年人對近事記憶力的減退，改善老年人平衡能力，改善老年人的心臟功能以及延緩視調節功能、骨骼肌老化的速度有一定作用。針灸法多用於單用艾灸療效較差者。早期可按上述方法，一療程後，可逐漸延長治療間隔時間，第二療程後，以每週1次為宜。

⊕ 每日練習

1．亞健康用電針法和艾灸法調理各有什麼特點？

2．試述延緩衰老兩種方法的特點。

(END)

國家圖書館出版品預行編目（CIP）資料

一百天快速學針灸 / 張仁編著. -- 初版. --
臺北市：華志文化，2020.07
　　面；　公分. -- (醫學健康館 ; 26)
ISBN 978-986-99130-0-3(平裝)

1. 針灸 2. 經穴

413.91　　　　　　　　109007215

書名／一百天快速學針灸
系列／醫學健康館26
華志文化事業有限公司

編　　　者　張仁醫師
執行編輯　簡煜哲
美術編輯　楊雅婷
封面設計　王志強
文字校對　陳欣欣
總　編輯　黃志中
社　　長　楊凱翔
出　版者　華志文化事業有限公司
電子信箱　huachihbook@yahoo.com.tw
地　　址　116 台北市文山區興隆路四段九十六巷三弄六號四樓
電　　話　09370750060

總經銷商　旭昇圖書有限公司
地　　址　235 新北市中和區中山路二段三五二號二樓
電　　話　02-22451480
傳　　真　02-22451479
郵政劃撥　戶名：旭昇圖書有限公司（帳號：12935041）
出版日期　西元二○二○年七月初版第一刷
書　　號　C226

版權所有（上海世紀出版股份有限公司科技出版社授權）

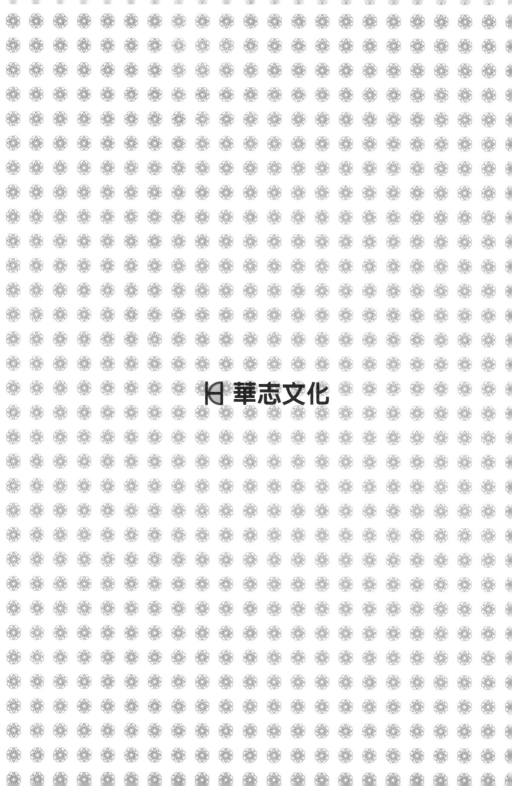

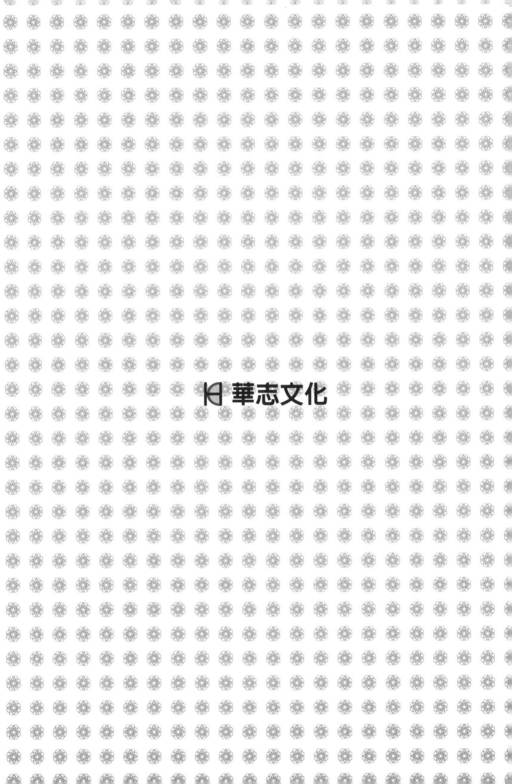
華志文化